Gulnora Rakhimbaeva
Dilshod Talybov

Princípios do diagnóstico precoce da doença de Alzheimer

Gulnora Rakhimbaeva
Dilshod Talybov

Princípios do diagnóstico precoce da doença de Alzheimer

Monografia

ScienciaScripts

Cover image: www.ingimage.com

This book is a translation from the original published under ISBN 978-620-6-15277-4.

Publisher:
Sciencia Scripts
is a trademark of
Dodo Books Indian Ocean Ltd. and OmniScriptum S.R.L publishing group

120 High Road, East Finchley, London, N2 9ED, United Kingdom
Str. Armeneasca 28/1, office 1, Chisinau MD-2012, Republic of Moldova, Europe
Printed at: see last page
ISBN: 978-620-5-91304-8

REPÚBLICA DO UZBEQUISTÃO
MINISTÉRIO DA SAÚDE
TASHKENT ACADEMIA DE MEDICINA

TOLIBOV DILSHOD SIROJOVICH
RAKHIMBAYEVA GULNORA SATTAROVNA

PRINCÍPIOS DE DIAGNÓSTICO PRECOCE E TRATAMENTO MODERNO DA DOENÇA DE ALZHEIMER

(Monografia)

Tashkent 2023

DESIGNADO:

1. Azizova R.B. - Ph.D., Professor Associado do Departamento de Doenças Nervosas e Psicologia Médica da Academia Médica de Tashkent.

2. Raimova M.M. - Ph.D., Instituto Dentário Estatal de Tashkent, Professor Associado do Departamento de Doenças Nervosas e Fisioterapia.

Abstrato. Um dos problemas importantes da neurologia moderna é o estudo da demência. O aumento do número de pessoas idosas e a alteração do seu índice de idade levou a um aumento do número de pessoas idosas com deficiência cognitiva e demência. Estudos mostram que a causa da perda de memória em pessoas com mais de 65 anos é a doença de Alzheimer (AD). Até agora, não foi fornecida informação completa sobre a causa e curso da doença de Alzheimer. A exactidão do diagnóstico é baixa nas fases iniciais da doença, especialmente nas fases pré-clínicas. A demência leve e até moderada raramente é diagnosticada na prática clínica. Por conseguinte, a detecção precoce e o tratamento das perturbações cognitivas são muito importantes. Nos últimos anos, tem sido dada muita atenção ao desenvolvimento de um algoritmo para os critérios de diagnóstico precoce da AD. De grande importância é o desenvolvimento de métodos para o diagnóstico precoce da DA e critérios para o diagnóstico precoce, bem como a avaliação dos efeitos farmacológicos preventivos relevantes. O acima exposto indica a necessidade de desenvolver testes neuropsicológicos, neuroimagógicos e laboratoriais abrangentes, qualitativos e quantitativos, bem como métodos de investigação em centros dispensários e condições neurológicas de exame hospitalar ou ambulatório, levando à identificação de pacientes com distúrbios cognitivos de etiologia neurodegenerativa, que são propensos a desenvolver-se nas fases de aceno e a passar para a CA. A necessidade de optimização dos resultados é muito importante.

A monografia destina-se a clínicos gerais, terapeutas e neurologistas.

ÍNDICE

INTRODUÇÃO

A doença de Alzheimer é hoje um dos problemas urgentes da neurologia e está entre as doenças que são cada vez mais comuns entre a população idosa do mundo. A Alzheimer's International (AD) informa que a prevalência da doença de Alzheimer em 2010 foi de 36 milhões. De acordo com dados previstos pela Organização Mundial de Saúde, este número duplicará a cada 20 anos. Isto indica a doença de 66 milhões de pessoas em 2030 e 115 milhões de pessoas em 2050 [86]. A AD é o resultado de um processo neurodegenerativo progressivo no cérebro, aprofundando a deficiência cognitiva ao longo dos anos. A duração da DA depende do grau de morte das células cerebrais e pode variar de 3 a 20 anos desde o início da doença [12].

Desde os primeiros dias da independência, muito trabalho tem sido feito na nossa república para prestar atenção à saúde humana e organizar cuidados médicos de alta qualidade para a população. Foram feitos alguns progressos na prevenção e tratamento eficaz de doenças manifestadas por perturbações cognitivas através da identificação precoce de factores de risco para melhorar a saúde da população. Contudo, apesar disso, existem certos problemas na implementação de medidas destinadas a fornecer serviços médicos de qualidade à população. Actualmente, de acordo com a estratégia de acção em cinco áreas prioritárias de desenvolvimento da República do Uzbequistão, melhorando o sistema de protecção social e de cuidados de saúde da população, incluindo "a melhoria da conveniência e da qualidade da prestação de serviços médicos e médico-sociais à população, foram identificadas tarefas importantes entre a população destinadas a criar um estilo de vida saudável" [30]. A este respeito, é necessário identificar a doença de Alzheimer que leva a perturbações cognitivas nas fases pré-clínicas, desenvolver e melhorar o sistema de prestação de assistência médica e social à população, a fim de assegurar uma vida plena, reduzir a incidência da população e aumentar a esperança de vida - uma das áreas importantes da medicina.

Em todo o mundo, na última década, tem sido dada especial atenção no diagnóstico da AD aos biomarcadores neuroquímicos [6]. Nas fases iniciais da acne, especialmente nas fases pré-clínicas, a exactidão diagnóstica dos biomarcadores da doença é muito baixa, o que é a causa de discussão entre os neurologistas. A investigação no campo dos biomarcadores da acne abre novas possibilidades no diagnóstico desta doença. A previsão da acne e o desenvolvimento de indicadores do desenvolvimento da doença é uma das tarefas urgentes.

CAPÍTULO I

§ 1.1. Factores de risco para o desenvolvimento da doença de Alzheimer.

A doença de Alzheimer (AD) é uma doença neurodegenerativa comum que causa um declínio cognitivo progressivo nos adultos mais velhos em 50-60% dos casos. A doença de Alzheimer caracteriza-se pelo aparecimento na idade pré e velhice, deterioração gradual da memória e outras funções cognitivas, e mesmo uma completa diminuição das funções cognitivas [7, 25, 94, 162].

Na 10ª Classificação Internacional de Doenças revista (CID-10), distinguem-se os seguintes tipos de AD:

1) Doença de Alzheimer com início precoce (demência pré-niliana do tipo Alzheimer), que ocorre em pessoas com menos de 65 anos de idade;

2) doença de Alzheimer tardia que ocorre após os 65 anos de idade (demência senil do tipo Alzheimer);

3) Doença de Alzheimer de tipo misto.

Segundo os investigadores, a doença de Alzheimer é a causa mais comum de demência entre as pessoas com mais de 65 anos de idade. Desde o início dos primeiros sintomas de declínio cognitivo até ao desenvolvimento da demência grave, a duração média da doença é de 5 a 7 anos, e a morte ocorre 7-9 anos após o diagnóstico [12, 72, 106, 110]. . De acordo com estudos realizados pela Federação Internacional de Alzheimer (ADI) desde 1980, em 2010 o número de pessoas com demência tinha atingido 36 milhões. De acordo com previsões científicas, este número duplicará a cada 20 anos, e em 2030 a incidência de demência poderá atingir 66 milhões, e em 2050 - 115 milhões [86, 97, 196].

Na maioria dos casos, a etiologia da doença de Alzheimer é desconhecida. No entanto, é possível determinar os factores de risco para o desenvolvimento da doença de Alzheimer com base na investigação.

Alguns factores de risco para o desenvolvimento da doença de Alzheimer incluem:

- **idade.** Um dos factores de risco não-hereditários é a velhice. A incidência da asma duplica a cada cinco anos após a idade de 65 anos, o que se explica pelo facto de as pessoas com idade estarem mais expostas a factores ambientais e genéticos. A densidade e prevalência de placas senis diferem entre pacientes idosos com dermatite atópica e indivíduos saudáveis, e contribuem para o desenvolvimento de deficiências cognitivas e demência com a idade;

- **história familiar**. Uma pessoa que tem um pai ou irmão com AD tem um risco mais elevado de desenvolver a doença do que uma pessoa que não tem um membro da família com AD. Em particular, o risco de desenvolver dermatite atópica era significativamente maior nos doentes que tinham pelo menos um parente com demência em comparação com aqueles que não tinham parentes com demência. Na forma familiar da DA, o risco da doença aumenta e varia entre 25% a 50% em parentes de primeiro grau;

- **a influência do género e das hormonas.** Os resultados da investigação mostram que as mulheres têm um risco muito maior de desenvolver AD. A diferença de género é explicada pelas alterações hormonais no corpo de uma mulher idosa. As mulheres na pós-menopausa são deficientes em estrogénio hormonal devido a falência dos ovários, e a terapia de reposição hormonal do estrogénio pode prevenir ou atrasar o início da doença. Uma análise de quase 500 mulheres mostrou que a HRT reduziu o risco de desenvolvimento da AD em 54%. Contudo, uma revisão recente mostrou que a eficácia terapêutica dos estrogénios em doentes com AD não teve um efeito positivo na melhoria das funções cognitivas [96, 132, 160].

Isto indica a influência dos estrogénios sobre os mecanismos patogénicos da AD, ou seja, os estrogénios melhoram a circulação sanguínea no cérebro, têm um efeito neuroprotector, reduzem a síntese de Apo-E, e reduzem a formação de beta-amilóide;

- **factores genéticos**. Em casos de início precoce da doença nas famílias, nota-se um padrão autossómico dominante de herança, e uma mutação num dos três genes causa esta predisposição. Códigos do cromossoma 21 para presenilina-1, códigos do cromossoma 14 para presenilina-1, e códigos do cromossoma 1 para presenilina-2. A doença tardia tem um padrão familiar mais complexo que, tal como nos casos esporádicos, pode envolver uma série de outros factores genéticos. Um desses factores de risco é um polimorfismo de ácido desoxirribonucleico (ADN) em genes com diferenças de sequência num determinado locus. Estes tipos podem ser encontrados tanto em pessoas saudáveis como em pessoas com AD. Outro factor de risco genético encontrado na maioria da população é o alelo ApoE ε. A proteína ApoE está envolvida no transporte intercelular de colesterol e fosfolípidos, regeneração do SNC, crescimento axonal, e sinaptogénese. A presença de uma mutação ApoE ε4 no organismo indica um início muito mais precoce da doença, e este risco aumenta dependendo da quantidade de ApoE ε4 [98, 131, 179]. No entanto, a presença de ApoE 4 não é considerada um marcador suficiente para o desenvolvimento da doença AD. Outros estudos sugerem que se o ApoE ε4 predispuser a um risco acrescido, os polimorfismos receptores do ApoE ε4 podem modificá-lo. Está localizado no braço curto do cromossoma 12, adjacente ao receptor de lipoproteínas de muito baixa densidade e na região do locus familiar associado ao AD. O polimorfismo alfa-1-antiquimotripsina associado ao risco de desenvolver AD é, tal como o apoE, um componente das placas amilóides, cujo papel é bem conhecido como um factor de risco para a doença. O polimorfismo de vários genes, tais como o polimorfismo dos subgrupos COI e COII do complexo citocromo S-oxidase, está associado a um elevado risco de desenvolvimento de AD.

Os factores de risco sugeridos para o desenvolvimento da doença de Alzheimer incluem:

- educação Um baixo nível de educação é mencionado como um factor de risco para o desenvolvimento da AD. A educação pode atrasar o início da demência na doença de Alzheimer. O impacto na deficiência cognitiva tardia e nas propriedades protectoras contra a exposição a factores de risco para o desenvolvimento da doença de Alzheimer não foi totalmente estudado. Por este motivo, foram recentemente realizados estudos nos Estados Unidos sobre pacientes em risco de desenvolver demência;

- stress oxidativo-inflamatório. O stress oxidativo é a causa de muitas doenças, incluindo a doença de Alzheimer. Nos doentes com AD, os processos oxidativos podem não ser a causa, mas sim uma resposta. Os medicamentos anti-inflamatórios podem suprimir esta resposta e retardar os danos das células nervosas. Estudos mostram que a toma de anti-inflamatórios não esteróides reduz o risco de desenvolvimento da AD. Os doentes com AD utilizam anti-inflamatórios não esteróides devido a uma capacidade reduzida de se queixarem de dor [161];

- a fumar. Vários estudos demonstraram uma relação inversa entre fumar e o risco de desenvolvimento do AD. O tabagismo provoca alterações vasculares no corpo e depois provoca uma deficiência cognitiva. Mas as investigações mostram que a AD pode levar à morte antes de atingir a velhice;

- tumor cerebral. *Os* traumatismos cerebrais aumentam o risco de desenvolver AD no feto. A associação de traumatismo cranioencefálico com o desenvolvimento de AD não é totalmente compreendida. O trauma é considerado como sendo a causa do desencadeamento artificial do processo de acumulação de proteína tau no cérebro. As lesões permanentes podem ser a causa da demência e do desenvolvimento da DA [38, 49, 101, 115, 190];

- **exposição a produtos químicos.** Os resultados de alguns estudos demonstraram que os solventes e os metais pesados desempenham o papel de factores etiológicos para a AD. Concentrações elevadas de ferro aumentam a formação de radicais livres e o stress oxidativo. O valor do chumbo e das suas soluções não foi estudado. O alumínio e a sua ligação com a AD é muito difícil de avaliar. Foi estabelecido que a utilização de compostos de alumínio em preparações antiácidas e desodorizantes tem um efeito negativo sobre o sistema nervoso. Mas estudos de Camelford, Reino Unido, mostram que o hidrossulfato pode ter propriedades neurotóxicas quando contaminado com níveis muito elevados de alumínio. Portanto, o efeito do alumínio e dos seus compostos no processo degenerativo crónico do sistema nervoso na AD não foi totalmente determinado. Apenas uma análise de estudos em larga escala pode encontrar uma solução para este problema [164, 165];

- **depressão.** A demência coexiste frequentemente com a depressão, o que nos leva a pensar que existe uma ligação entre as duas. As investigações mostram que os sintomas depressivos aumentam o risco de incapacidade cognitiva. Estes dados sugerem que a depressão não é um preditor de AD, mas apenas uma manifestação precoce;

- **colesterol.** A hipercolesterolemia a níveis de colesterol >240 mg/dL é conhecida por ser um factor de risco de AVC e ataque cardíaco, e também pode ser um factor de risco de incapacidade cognitiva e demência mais tarde na vida. O colesterol está envolvido na produção de peptídeos Ah, que se acumulam no cérebro dos pacientes com AD. Além disso, o colesterol está envolvido no transporte de apolipoproteína-E, que é um importante factor de risco para o desenvolvimento da AD. Estudos recentes mostraram que o uso de drogas que reduzem o colesterol pode retardar a progressão da dermatite atópica. Volozin et al. sugeriram que o uso de estatinas, incluindo a lovastatina e a pravastatina, suprime potencialmente o desenvolvimento da AD [35, 103, 128, 157];

- **hipertensão**. A hipertensão arterial é comum nos idosos e é um potencial factor de risco para o desenvolvimento da doença de Alzheimer. Estudos mostram que um aumento da pressão arterial leva a uma violação da circulação cerebral, o que significa que o metabolismo dos neurónios piora e desempenha um papel no desenvolvimento da AD. Ao contrário do colesterol, a pressão arterial não afecta a formação amilóide, mas pode estar intimamente associada à deficiência cognitiva e à demência. A autópsia do cérebro revelou um forte aumento da quantidade de proteínas do sangue no parênquima cerebral de pacientes com AD [171];

- **diabetes mellitus.** A diabetes mellitus é conhecida pelos seus efeitos adversos em vários sistemas corporais, e estudos confirmaram que também afecta a função cognitiva do corpo [104, 118, 129, 139, 186]. O efeito da diabetes no desenvolvimento da AD inclui o seguinte mecanismo: uma enzima que quebra o excesso de glicose no sangue também quebra as placas beta-amilóides no cérebro. Assim, os pacientes com diabetes acabam por desenvolver placas. Por conseguinte, é feita a hipótese de que a hiperglicemia na AD afecta a morte neuronal através do depósito amilóide;

- homocisteína plasmática. Um elevado nível de homocisteína (um tipo de aminoácido) é um dos factores de risco que afectam o desenvolvimento da demência vascular e da AD.

Assim, como resultado do novo estudo, os factores de risco identificados para o desenvolvimento da doença de Alzheimer são coerentes com os factores de risco identificados noutros estudos, mas esta disposição não esclarece a questão de encontrar as causas do desenvolvimento desta patologia. Promover um estilo de vida saudável, controlar a tensão arterial e os níveis de colesterol, e outros factores de risco podem fazer a diferença, mas isto não indica que exista uma forma fácil de reduzir a probabilidade de AD, pelo que nesta área é importante realizar verificações adicionais.

§ 1.2. Mecanismos bioquímicos de desenvolvimento da doença de Alzheimer

O fim do século XX caracterizou-se principalmente por uma nova situação demográfica - a população absoluta do mundo, um aumento da proporção de pessoas idosas à custa de pessoas com mais de 60 anos de idade. O seu número irá aumentar 300% na próxima década [47, 107, 170]. O aumento da esperança de vida global está associado a um aumento do número de pessoas idosas, o que leva ao envelhecimento demográfico e ao aumento da carga demográfica, o que, por sua vez, afecta o sistema de saúde existente e exige uma revisão dos fundamentos sociais da organização. e dos serviços de financiamento.

O envelhecimento é o último período de desenvolvimento etário de um organismo e consiste numa combinação de vários mecanismos fisiológicos a nível molecular, celular, orgânico e do sistema [47, 123, 199]. Com a idade, os órgãos humanos sofrem certas alterações, estas alterações são generalizadas, mas ocorrem a velocidades diferentes. As mudanças de vida mais importantes que ocorrem no corpo humano com a idade afectam o funcionamento do cérebro. Isto deve-se a uma diminuição do número de neurónios no córtex cerebral, cerebelo e núcleos subcorticais, uma diminuição da síntese e metabolismo dos neurotransmissores, uma diminuição da memória, a formação de reflexos condicionados, e uma diminuição das capacidades cognitivas. durante o envelhecimento, a quantidade de ADN no cérebro não se altera significativamente, mas durante o período de envelhecimento, os seus danos aumentam significativamente, o que pode estar associado a um abrandamento dos processos reparadores [10, 51, 113]. Como resultado, a memória, a taxa de formação de reflexos condicionados, e as capacidades cognitivas são reduzidas. Mas o principal factor continua a ser o nível de fornecimento de sangue, uma vez que o cérebro é um órgão muito sensível à hipoxia [9, 22, 151].

Os factores genéticos desempenham um papel significativo na etiologia da doença de Alzheimer. Foram obtidas provas do papel dos factores genéticos no desenvolvimento da doença, por exemplo, o risco de desenvolver demência do tipo Alzheimer em irmãos que morrem é superior à ocorrência populacional (1,6%): a frequência da segregação com dois pais saudáveis. casados ± 3,4 equivale a 1,7%, e se um dos pais estiver doente equivale a 16,2 ± 6,1%; homo- e heterozigotos, não próximos da herança monogénica, de pedigree quase dominante, determinados como mortos. Entre parentes com consanguinidade de primeiro grau, o risco de AD é 3,5-5 vezes maior do que na população em geral. As formas familiares de AD com início precoce são caracterizadas por herança autossómica dominante e podem estar associadas a mutações nos cromossomas 1, 14, 19, ou 21 [43, 46, 127]. Estas mutações são encontradas em 24-56% dos pacientes com AD de início precoce. Observa-se uma natureza oligogénica bastante complexa de hereditariedade com uma estreia tardia da doença de Alzheimer.

As manifestações patomorfológicas específicas da DA são numerosas placas senis e emaranhados neurofibrilares no cérebro [112]. Além disso, no cérebro de pacientes que morreram de AD, notou-se atrofia da medula, degeneração de neurónios e sinapses, gliose e degeneração granulovacuolar. Mas apenas placas senis e emaranhados neurofibrilares são específicos para a AD e são importantes no diagnóstico patomorfológico desta doença.

Existe também uma teoria imunológica da patogénese AD, segundo a qual a hiper-reactividade imunológica inicia o seguinte mecanismo para o desenvolvimento desta patologia [2, 24, 53, 83, 155]: em resposta ao efeito citotóxico directo da AD, são activadas microglia perto de células senis; inflamação por células microgliais, hiperprodução de citocinas, principalmente interleucina-1, nas fases iniciais da AD (com subsequente activação da interleucina-6 e libertação de inibidores da protease) leva a uma alteração das propriedades das proteínas e ressíntese de Aβ; é activada a peroxidação lipídica (esta situação é confirmada pelo facto de a utilização a longo prazo de anti-inflamatórios não esteróides ser um factor de risco negativo, i.e. reduz a incidência de AD) [3, 34, 124]. Por exemplo, em estudos independentes realizados por PCR, 89-92% dos pacientes com AD tinham pneumonia por Ch. (cérebro) eram positivos [5, 33, 80, 148]. A pneumonia por Ch. pneumonia foi encontrada em bacilos extracelulares. De acordo com os autores, a Ch. pneumoniae infecta monócitos, o que leva ao aumento da migração através da barreira hemato-encefálica, ao controlo deficiente de β-cathepsina, N-cadherina, VE-cadherina, e outras moléculas de adesão.

O factor de crescimento nervoso (NGF) desempenha um papel importante na patogénese da AD, controlando o crescimento e diferenciação dos neurónios, e protegendo-os de danos traumáticos, hipóxicos, e degenerativos [37, 177]. Algumas NGF podem ter efeitos negativos nos sistemas neuronais, incluindo o início da apoptose (factor de crescimento transformador - TGF e factor tumoral necrótico - TNF). Outras NGF são resistentes a este processo (factor de crescimento nervoso - NGF, factor semelhante à insulina - IGF, e factor de crescimento fibroblástico - FGF). Além disso, a NGF retarda a atrofia involuntária dos neurónios colinérgicos, aumenta a actividade AChE, e melhora a função dos neurónios colinérgicos sobreviventes.

A falta de acetilcolina central e uma diminuição acentuada dos neurónios colinérgicos desempenham um papel importante no desenvolvimento de perturbações cognitivas na AD, principalmente na região parietal, no hipocampo, e no núcleo basal de Meinert. Estudos clínicos e experimentais demonstraram que o número de células senis, os emaranhados neurofibrilares e a perda de sinapses, bem como a profundidade da patologia cognitiva e o nível de atraso mental, estão directamente relacionados com uma diminuição do nível de acetilcolina [37, 45]. , 185]. Ao mesmo tempo, a excitotoxicidade lenta, dependente do glutamato, é observada na AD.

O stress oxidativo desempenha um papel importante nos processos neurodegenerativos [24, 78, 114, 175]. Os metabolitos dos radicais livres, principalmente os radicais hidroxil, danificam os lípidos celulares, moléculas, e ácidos nucleicos. Ao danificar a membrana celular, perturbam a função dos neurónios, alteram a homeostase, e aumentam as propriedades de agregação de Aβ.

A sequência de eventos moleculares que levam à AD pode ser descrita como se segue: mutações de missense nos genes APP, PS1, PS2 e ApoE > proteólise APP alterada > aumento da produção de Aβ42 e/ou perda completa de Aβ > esgotamento de ApoE > acumulação intracelular no cérebro Aumento da acumulação de agregados insolúveis de Aβ42 em β-espaços > agregação de Aβ42 agregado como plaquetas difusas (em associação com proteoglicanos e outros substratos activadores de amilóides) > agregação de β42 em plaquetas difusas Aβ42 > expressão associada às plaquetas Acumulação de certas proteínas > "resposta inflamatória" > activação da libertação de microglia e citocinas > astrocitose e libertação de proteínas > aumento da decomposição neurite em neurogel e placas amilóides > perturbação da homeostase metabólica e iónica em neurónios; danos oxidativos > actividade alterada da fosfatase cinase > hiperfosforilação > formação de PHF > deficiência progressiva do neurotransmissor com disfunção hipocampal e cortical, neurite difusa e morte celular > demência.

Assim, a DA refere-se à demência senil, a patogénese da DA é complexa, poligénica. As perturbações biomecânicas causam a formação de proteínas específicas responsáveis por processos neurodegenerativos no cérebro. O diagnóstico de proteinopatias na AD leva a um tratamento patogénico, o que leva a um aumento da qualidade de vida dos pacientes.

§ 1.3. Manifestações clínicas da doença de Alzheimer

O processo degenerativo começa aproximadamente 20-30 anos antes do desenvolvimento dos sintomas clínicos da doença de Alzheimer [16, 125, 134]. À medida que o processo neurodegenerativo cresce, as alterações morfológicas cobrem diferentes partes do cérebro. Nas fases pré-clínicas da DA, a região entorhinal (lobos mediobasais da testa) é a mais afectada. Mais tarde, as alterações de Alzheimer aparecem nas estruturas do hipocampo, da amígdala, e dos lobos temporais mediais. Nesta fase, os sintomas clínicos da doença aparecem, em primeiro lugar, há perturbações do pensamento e da compreensão. As alterações morfológicas em diferentes fases da DA abrangem as regiões parietais e frontais do cérebro [13, 56]. A propagação da patologia neurofibrilar ocorre sequencialmente nas seguintes áreas do cérebro: nas áreas temporais submediais do allocerx (o período inicial da DA); nas estruturas límbicas (fase da demência ligeira); nas zonas associativas do postlog dos hemisférios cerebrais (a fase da demência moderada e grave). A DA é geralmente assintomática e pode ficar sem diagnóstico durante 10 anos ou mais. A clínica de DA é caracterizada principalmente pela memória deficiente em relação aos acontecimentos actuais. Na fase de manifestações pré-clínicas em doentes, apenas se nota um esquecimento ligeiro e persistente e uma ligeira deterioração da actividade social e profissional. Com o tempo, as perturbações da memória tornam-se mais pronunciadas, a orientação espacial e temporal é perturbada. Nas fases díspares da DA, perde-se a independência e forma-se a dependência dos outros. As perturbações mentais desenvolvem-se frequentemente, incluindo medo acentuado, agressão, actividade motora sem objectivo, e perturbações do sono. No final da doença, os pacientes perdem as suas capacidades cognitivas, tornam-se completamente indefesos e precisam da ajuda de estranhos [8, 15, 79].

A demência na AD é geralmente o resultado de uma ligeira deficiência cognitiva que progride ao longo de muitos anos [23, 57, 71, 184]. Nas fases iniciais da doença, a exactidão do diagnóstico da DA é muito baixa, pelo que, nos últimos anos, tem sido dada muita atenção a uma condição chamada de défice cognitivo ligeiro (ICM) [68, 111, 168, 169], uma vez que esta síndrome é considerada uma condição de alto risco para o desenvolvimento da demência [27, 176] .

A síndrome de MCI refere-se a perturbações adquiridas numa ou mais áreas cognitivas que vão para além da norma etária, mas não levam à perda de liberdade e independência na vida quotidiana, devido a uma doença cerebral orgânica, em comparação com a anterior, um nível cognitivo muito mais elevado [21, 168]. Os doentes que satisfazem os critérios para o ICM têm um risco 5-10 vezes maior de desenvolver DC sintomática nos próximos 5-10 anos [105, 147]. De acordo com estudos epidemiológicos, a prevalência da síndrome do ICM na população varia entre 11% e 17% entre as pessoas com mais de 65 anos [20].

Na fase prodromal da DA, são observadas deficiências cognitivas moderadas, o que é confirmado por estudos patomorfológicos [156, 158, 159]. Mas outras observações mostraram que a condição de alguns pacientes não se agrava com o tempo, pelo que uma ligeira deficiência cognitiva é uma condição heterogénea [14, 17, 26, 88, 89]. O relatório do grupo internacional de peritos em ICM sobre ICM indica que existem formas não amnésticas desta síndrome e que existe um risco de progressão não para a DC, mas para outra doença demencial, como a demência vascular [11, 32, 144]. Além disso, em alguns pacientes, a síndrome do ICM não representa de todo uma fase prodrómica da demência, mas é uma recaída; em alguns destes pacientes, a condição pode melhorar com o tempo, enquanto noutros permanece estável durante muito tempo [142]. Assim, a síndrome do ICM é uma condição clínica e patogénica heterogénea [168]. Existem três variantes clínicas principais da síndrome do ICM [111]:

- A variante anamnéstica do MCI, o quadro clínico é caracterizado por uma diminuição progressiva da memória em relação aos acontecimentos actuais. No futuro, tais pacientes desenvolvem geralmente um quadro clínico comum de AD;

MCI com múltiplas deficiências cognitivas caracterizadas por um aumento da perda de memória, funções espaciais, práxis, e deficiência intelectual. Com base nesta variante de ICM, surgem várias doenças cerebrais, nomeadamente, AD, insuficiência cerebrovascular, degeneração frontotemporal, bem como perturbações depressivas e neuropsíquicas;

- MCI, que é acompanhada por uma violação de uma das funções cognitivas com memória intacta. Ao mesmo tempo, podem ser observadas perturbações espaço-espaciais no início da demência com corpos de Lewy, perturbações disfásicas isoladas podem indicar o início da demência vascular e afasia progressiva primária.

São os pacientes com a variante amnéstica do ICM que correm maior risco de desenvolver AD [143, 169, 176]. No entanto, outras doenças cerebrais também podem ser a causa de ICM, incluindo doenças cerebrovasculares, bem como doenças neurodegenerativas como a degeneração frontotemporal, doença de Parkinson, e demência com corpos de Lewy [18, 19, 55, 66, 105].

§ 1.4. Problemas de diagnóstico precoce da doença de Alzheimer

Os cuidados de qualidade para doentes com AD começam com o diagnóstico precoce e a documentação. Até agora, não foram desenvolvidos métodos de diagnóstico precisos para diagnosticar a AD nas fases iniciais ou para prever a progressão da deficiência cognitiva sem demência. De acordo com os critérios diagnósticos modernos, é impossível diagnosticar clinicamente a DA antes de se atingir a fase de demência.

O diagnóstico precoce é importante para ajudar os doentes e as suas famílias. Além disso, o diagnóstico precoce permite encontrar os tratamentos oportunos e necessários, construir uma equipa de cuidados, elaborar directrizes de saúde, tratar de problemas antes que ocorra uma deficiência significativa da memória, e aconselhamento sobre a gestão de alterações comportamentais associadas à progressão da demência [64, 141 , 188]. O diagnóstico precoce ajuda os médicos a gerir as comorbilidades dos pacientes e a prevenir a prescrição inadequada de medicamentos que leva ao agravamento do estado do paciente [63, 153].

A detecção precoce de distúrbios cognitivos e o diagnóstico precoce da doença de Alzheimer têm uma série de problemas, tanto para a população como para o pessoal médico. Os sintomas precoces da doença de Alzheimer e outras demências associadas a perturbações das funções cognitivas [92, 145], o baixo nível de conhecimento da população sobre os factores de risco para a doença de Alzheimer, bem como os conceitos errados sobre a doença de Alzheimer levam a visitas oportunas a um especialista [74, 201]. .

Estudos realizados em 12 países mostram que 59% da população considera a doença de Alzheimer como uma manifestação de envelhecimento, e 40% da população acredita que a doença de Alzheimer não termina em morte [65, 172]. Tais atitudes públicas podem levar a atrasos na obtenção de cuidados médicos ou à recusa de comunicar com o pessoal médico. Segundo um estudo realizado pelo BRFSS em 2012, apenas 23% da população com mais de 45 anos consultou especialistas devido ao declínio cognitivo [61, 182].

A detecção tardia da deficiência cognitiva desempenha um papel no mau diagnóstico precoce da demência. A quantidade de informação sobre demência em instituições médicas, a detecção de perturbações cognitivas raramente é observada, a formação insuficiente do pessoal médico para trabalhar com pacientes com atraso mental, a falta de tempo para os médicos testarem os pacientes em várias escalas causa dificuldades no diagnóstico [64, 77, 91, 198]. Menos de metade dos doentes com AD e demência têm uma história documentada do diagnóstico [44, 77, 146]. Estudos demonstraram que mesmo quando as deficiências cognitivas são detectadas e diagnosticadas pelo pessoal médico, não são relatadas em documentos oficiais [58, 91].

O National Institute on Aging (NIA) [67], a Gerontological Society of America (GSA) [195] e a Alzheimer's Association [93, 187] recomendaram formação para profissionais de saúde na detecção de deficiências cognitivas em ambientes de cuidados primários. Foi desenvolvido um guia individual. A investigação sugere que as recomendações para a detecção da deficiência cognitiva e o encaminhamento para outras instalações de diagnóstico e tratamento devem ser concisas, simples, e validadas para uso primário [67, 93, 195].

O diagnóstico da demência baseia-se nos critérios de diagnóstico da demência previstos na 10ª Classificação Internacional de Doenças (CID-10) revista, aprovada pela OMS. De acordo com as directrizes de diagnóstico desenvolvidas por grupos de peritos internacionais, incluindo NINCDS-ADRDA, CERAD e CID-10, o diagnóstico da doença de Alzheimer baseia-se na presença dos seguintes sinais presença de síndrome de demência; desenvolvimento de vários défices na função de aprendizagem; início gradual, imperceptível e progressão constante da incapacidade cognitiva; falta de dados de exame clínico ou paraclínico especial indicando que a ocorrência de incapacidade cognitiva está associada a outra doença ou lesão do sistema nervoso central; os sintomas de incapacidade cognitiva devem ser identificados antes da perda de memória [11-52].

A utilização destes critérios de diagnóstico tornou possível aumentar a precisão do diagnóstico clínico da AD em 90-95%, no entanto, uma confirmação fiável do diagnóstico só é possível com a ajuda de autópsia e exame post-mortem do cérebro.

A fim de diagnosticar as perturbações cognitivas o mais cedo possível, é necessário prestar atenção às perturbações cognitivas ligeiras, que se expressam numa diminuição das funções cognitivas (subjectivas ou objectivas) associadas a mudanças de idade ou patológicas no cérebro, mas que não afectam as actividades domésticas, profissionais e sociais [41, 48, 137, 154]. As perturbações cognitivas ligeiras são principalmente de natureza neurodinâmica, mas podem indicar o aparecimento de perturbações dismnésticas primárias.

De acordo com as propostas de Petersen e Touchon, actualmente, o diagnóstico de perturbações cognitivas baseia-se na análise das queixas subjectivas dos pacientes sobre perda de memória e desempenho mental. Para uma análise objectiva das queixas dos pacientes, são realizados testes neuropsicológicos para avaliar a memória, a atenção e as funções espaciais [21, 28, 50, 192].

Informações importantes sobre o estado das funções cognitivas são obtidas utilizando várias escalas neurológicas e psicométricas. O Mini Teste de Estado Mental (MMSE) é agora amplamente utilizado. A idade e a educação do paciente são tidas em conta na avaliação dos resultados dos testes. As escalas actualmente disponíveis (como resultado da observação a longo prazo do paciente) permitem-nos avaliar a gravidade da demência e o grau de progressão do processo.

O estado das funções mentais superiores nos pacientes é avaliado utilizando um exame neuropsicológico padrão baseado no conceito de A. R. Luria (1965) sobre a localização dinâmica sistemática de funções mentais superiores e a participação de três blocos principais na sua estrutura organizacional hierárquica. O exame neuropsicológico pode expandir significativamente a avaliação das funções cognitivas, memória e capacidades mentais mais elevadas do paciente [39, 178].

As fases ligeira, moderada e grave da demência são determinadas com base nos critérios do CDR (Clinical Dementia Rating), bem como os critérios para o grau inicial e moderado de demência no CID-10.

Os exames neurológicos não permitem uma conclusão sobre a presença de demência nos pacientes, mas ajudam a estabelecer a causa desta demência.

Os estudos paraclínicos são uma das componentes importantes do processo de diagnóstico.

A investigação laboratorial de material biológico em doentes com demência é realizada principalmente para excluir danos tóxicos, perturbações metabólicas. a realização de um teste sanguíneo detalhado, incluindo a determinação do nível de hemoglobina, o número de glóbulos vermelhos, o estudo de ESR, electrólitos sanguíneos, açúcar no sangue, creatinina, enzimas hepáticas, avaliação da função tiroideia, vitaminas B1, B12, níveis de ácido fólico no sangue, testes serológicos para feridas, testes de necessidades de VIH, testes de urina. A punção lombar não é recomendada para a demência. Estudos cardíacos (ECG), ecocardiografia, ultra-som Doppler das principais artérias da cabeça são recomendados para pacientes com alterações no coração primário específicas para demência vascular. A monitorização de ECG é utilizada para diagnosticar arritmias variáveis. A biopsia cerebral é um dos métodos mais fiáveis para o diagnóstico de AD e algumas outras doenças acompanhadas de demência, mas é raramente utilizada devido ao seu trauma e é principalmente utilizada como método de rastreio.

Os testes genéticos podem ser realizados utilizando um grande número de marcadores, muitos dos quais ajudam a detectar AD de início precoce. Na última década, tem havido uma procura activa de biomarcadores neuropatológicos, bioquímicos e genéticos da doença de Alzheimer para diagnóstico precoce durante a vida. Isto foi baseado na hipótese de que o biomarcador está associado ao mecanismo patogénico da doença.

Os últimos anos têm sido caracterizados pela procura de biomarcadores AD em eritrócitos, linfócitos, urina, cabelo e pele. Mas estes estudos não conduziram aos resultados desejados devido à complexidade metodológica e técnica.

Na última década, juntamente com as características patogénicas da doença de Alzheimer, foram identificados biomarcadores do LCR associados aos principais mecanismos dos processos patológicos na doença de Alzheimer [75, 76, 122, 136]. Os resultados dos estudos sobre os biomarcadores do líquido cefalorraquidiano abriram uma nova era na abordagem de diagnóstico da AD e dos ICM.

As doenças cerebrovasculares na DA são também confirmadas por dados de neuroimagem. Para além da atrofia cerebral que afecta o hipocampo, lóbulos temporais e parietais, as descobertas neuroimagógicas mais comuns na AD incluem alterações da matéria branca como a leucoarese periventricular e subcortical [138, 193]. Em doentes com AD, a leucoarese é observada em 70-80% dos casos [59, 109, 126]. De acordo com dados SPECT, foi estabelecida uma correlação entre uma diminuição da perfusão e a gravidade da leucoarese nos gânglios basais, tálamo, e lóbulos frontais. Estes dados indicam uma maior prevalência de perturbações depressivas, comportamentais e extrapiramidais em pacientes com leucoaraiose em comparação com pacientes com AD sem leucoaraiose [60]. Recentemente, tem sido dada muita atenção na literatura à contribuição das perturbações cerebrovasculares para o desenvolvimento da DA [149, 167].

A electroencefalografia (EEG) é o mais comum dos métodos de investigação neurofisiológica. Os resultados do EEG ajudam no diagnóstico diferencial de depressão, delírio, encefalite, doença de Creutzfeldt-Jakob, ou convulsões. O EEG é um método muito valioso para a suspeita de encefalopatia dismetabólica ou tóxica. As alterações patológicas do EEG na DA são notadas em muitos doentes [181].

O advento de técnicas de neuroimagem melhorou significativamente o processo de diagnóstico de doenças que levam à demência. Actualmente , os métodos de neuroimagem mais utilizados, que permitem estudar a estrutura do cérebro durante a vida, são a ressonância magnética (MRI) e a tomografia computorizada (CT) [151].

A introdução do método de MRI na prática clínica é a maior realização dos diagnósticos instrumentais modernos. Para além da TC, a RM é amplamente utilizada no exame do cérebro, onde as possibilidades da RM se revelaram bastante amplas.

Actualmente, a ressonância magnética é de grande importância no diagnóstico da doença de Alzheimer. Este método de exame ajuda no diagnóstico diferencial de lesões vasculares do cérebro, tumores, hematomas, doenças inflamatórias com risco de demência.

Ao analisar os resultados da ressonância magnética nos idosos, é necessário ter em conta as alterações (involucionais) relacionadas com a idade no cérebro, principalmente a atrofia cerebral, que se manifesta pela expansão dos ventrículos e do hilo do cérebro.

Note-se que a hidrocefalia externa e interna, isolada como manifestações de atrofia, está associada não só à AD, mas também a outras doenças degenerativas dos idosos com demência (doença de Pick, doença de Parkinson, angiopatia amilóide, coréia de Huntington, etc.). .), pode também ser uma consequência de trauma, radioterapia. Além disso, a expansão dos espaços do LCR é observada e reversível em vários processos fisiológicos e patológicos (alcoolismo, meningite, inanição) [40, 121].

Estão a ser desenvolvidos métodos quantitativos baseados em dados de ressonância magnética para avaliar a atrofia. Esta abordagem inclui medições lineares e volumétricas dos ventrículos, espaços do LCR, e medições volumétricas de matéria branca e cinzenta. A especificidade destes métodos na detecção da demência é baixa, uma vez que a atrofia ocorre tanto na demência como no envelhecimento normal, e os resultados das medições sobrepõem-se. A excepção são os lobos mediais dos lóbulos temporais. A sua redução no tamanho é característica das manifestações precoces da doença de Alzheimer. Talvez, no futuro, as medições de RM possam ser amplamente utilizadas para prever o desenvolvimento subsequente da demência num paciente, na avaliação da eficácia do tratamento de pacientes em risco, principalmente nas fases iniciais da doença [108, 197].

Em 30-80% dos doentes encaminhados para exame de RM com suspeita de AD, são detectadas alterações nas estruturas subcorticais [42, 135]. Estas alterações, visualizadas na RM, são também encontradas em pessoas idosas mentalmente saudáveis. Parecem focos isolados, bandas periventriculares únicas ou múltiplas ou áreas difusas de aumento do sinal de RM na RM, quistos lacunares. Os derrames que não são clinicamente aparentes podem ser detectados. Embora os fenómenos de substrato tenham sido intensamente estudados nos últimos 20 anos, a patogénese e o significado clínico destas alterações não são claros.

Actualmente, não existe consenso sobre a relação das alterações focais detectadas na RM com a deficiência cognitiva, uma vez que a natureza e profundidade da sua correlação diferem de estudo para estudo [14, 36, 87, 90, 99]. De acordo com N. Hirono (2000), a presença de focos não deve ser motivo para excluir a doença de Alzheimer. Neste caso, a leucoarese é geralmente assimétrica e ocupa um quarto da área da matéria branca. N.N. Yakhno et al. (1999) acreditam que no diagnóstico diferencial entre demência vascular e AD, a presença de leucoarese grave em pacientes com demência, mesmo na ausência de ataques cardíacos, é um sinal relativo que confirma a demência vascular.

Assim, uma vez que a AD está no topo dos problemas do mundo, os cientistas de todo o mundo estão a realizar pesquisas sobre esta questão. Contudo, apesar da presença de um grande número de estudos, ainda não foram realizados estudos orientados para o diagnóstico precoce de padrões patogénicos no desenvolvimento da doença de Alzheimer e o desenvolvimento dos meios mais eficazes de tratamento de doentes com AD. Todos os estudos científicos realizados a este respeito ainda não estão totalmente confirmados, o que dá origem a várias teorias. A este respeito, demos início à investigação destinada a procurar marcadores precoces do tipo Alzheimer, apropriados e económicos para o diagnóstico da doença nas fases pré-clínicas e clínicas precoces da doença.

CAPÍTULO II. MATERIAL CLÍNICO E MÉTODOS DE CÓPIA

§2.1. Descrição geral dos pacientes

O trabalho foi realizado entre 2013 e 2015 com base no Departamento de Neurologia, Departamento de Doenças Nervosas da 1ª Clínica da Academia Médica de Tashkent e utilizando um cartão de paciente especialmente desenvolvido por um médico praticante no Centro Médico. O cartão do paciente indica sexo, idade, nível de educação, estatuto social, história médica, idade de início e duração da doença, queixas, estado somático e neurológico, diagnóstico clínico, Khachinsky, MMSE, Reisberg, CDR, CT ou dados de ressonância magnética. análise com determinação quantitativa de DHEA com catalisador Fe2+.

O estudo prospectivo incluiu 200 pacientes com distúrbios cognitivos, que foram divididos em 3 grupos: o grupo I era composto por 52 pacientes (21 homens (40,4%) e 31 mulheres (59,6%)) (CID10-G30,0); o grupo II incluía 48 pacientes (22 homens (45,8%) e 26 mulheres (54.2%)) com mais de 65 anos (idade média 70,4±0,72) com AD (CID10-G30,1); 100 pacientes com isquemia cerebral crónica (DE II-III grau) com demência vascular com idades compreendidas entre 43 e 92 anos (idade média 67,2±1,06), 37 homens (37%) e 63 pessoas (CID10 - 63%). F01.3). Estes pacientes foram tratados no Departamento de Neurologia, observados por um neurologista policlínico e um internista no dispensário, e também encaminhados para a clínica por perturbações cognitivas. O grupo de controlo incluía 30 (10 homens (33,3%) e 20 mulheres (66,7%)) indivíduos saudáveis com idades compreendidas entre 48 e 70 anos (idade média de 58,5±1,03 anos). Todos os doentes foram acompanhados durante 3 anos.

Registos médicos: foram utilizados dados de registos de doentes ambulatórios e histórias de casos. Todos os pacientes foram submetidos a um rastreio clínico e anamnéstico primário completo, a selecção foi efectuada pelo método de aleatorização estratificada utilizando critérios de crescimento e de envelhecimento.

Critérios de selecção de pacientes como objecto do estudo: pacientes que se candidataram a tratamento em relação a uma deficiência cognitiva que atinge o nível de demência.

Critérios de exclusão: idade inferior a 40 anos, demência de outra etiologia, diabetes mellitus, convulsões, doenças orgânicas do cérebro e da medula espinal (tumores, encefalite, etc.), doenças do sangue e doenças auto-imunes.

ADRDA) (ver Apêndice 1) . Neste caso, o diagnóstico clínico da DA é a presença de síndrome da demência nos pacientes, o desenvolvimento gradual e progressivo de perturbações das funções mentais e intelectuais e as subsequentes alterações de personalidade com a formação de demência de tipo total, bem como de doenças sistémicas ou cerebrais. que podem ser responsáveis pelo desenvolvimento da síndrome da demência, fármaco ou Com base na anamnese e nos dados clínicos, foram excluídos sinais de vários graus de perturbações focais de P'Ostlock, excluindo outras intoxicações.

A classificação do AD em tipos presenílicos e senis foi realizada com base numa combinação de sinais clínicos que caracterizam tanto o momento do aparecimento da doença como as características do desenvolvimento e das manifestações clínicas da doença.

A determinação dos sinais do processo vascular cerebral em pacientes com AD foi a base para o diagnóstico da demência mista do Alzheimer vascular. O diagnóstico da demência do Alzheimer vascular foi feito em 23 pacientes. Após a análise inicial, para a objectividade do estudo, só foram incluídos neste estudo dados de pacientes com AD, porque os resultados do exame de pacientes com demência mista do Alzheimer vascular não são os mesmos e requerem a utilização de métodos de exame adicionais.

O primeiro grupo (Grupo 1) incluía 52 pacientes com AD em fase inicial (PTAD; n=52): 21 homens (40,4%) e 31 mulheres (59,6%). A sua idade variou entre 43 e 65 anos; A idade média foi de 57,3±0,75 anos.

Os critérios de inclusão da demência pré-senílica são:

- deficiências das funções cognitivas que satisfazem os critérios de AD, a partir dos 40-65 anos;

- a presença de pelo menos um dos seguintes sintomas: início e progressão relativamente rápidos; a presença, para além da diminuição da memória, de afasia (amnéstica ou sensorial), agrafia, alexia, acalculia ou apraxia.

O segundo grupo (Grupo 2) consistia em 48 pacientes com mais de 65 anos (STAD; n=48): 22 homens (45,8%) e 26 mulheres (54,2%). A sua idade variou de 66 a 79 anos, e a idade média foi de 70,4±0,72 anos.

Os critérios para a inclusão no grupo da demência senil são:

- a presença de demência que preenche os critérios para AC, desenvolvendo-se aos 65-85 anos de idade;

- a presença de pelo menos um dos seguintes sinais: início e progressão muito lenta e gradual (a natureza desta última só pode ser avaliada retrospectivamente após três anos); A predominância das perturbações da memória sobre as perturbações cognitivas.

O terceiro grupo (Grupo 3) incluía 100 pacientes com demência vascular de II-III grau e isquemia cerebral crónica (VD; n=100): 37 homens (37%) e 63 mulheres (63%). A sua idade variou de 43 a 92 anos, e a idade média foi de 67,2±1,06 anos.

Critérios de inclusão no grupo da demência vascular:

- perturbações cognitivas em pessoas de qualquer idade, as causas do seu desenvolvimento são um grande número de ataques cardíacos, um único ataque cardíaco localizado numa zona estratégica, danos a pequenos vasos em condições de hipertensão arterial, derrame hemorrágico.

distribuição etária de todos os doentes examinados com perturbações cognitivas e dos examinados no grupo de controlo.

Quadro 2.1

Distribuição etária de todos os doentes examinados com deficiências cognitivas e do grupo de controlo (abs. /%)

Gradação por idade	1 - grupo		2 - grupo		3 - grupo		Grupo de controlo		Em geral	
	abs.	%	abs.	%	abs.	%	abs.	%	abs.	%
40 - 49 anos	5	2.2			6	2.6	1	0.5	12	5.3
50-54 anos de idade	8	3.4			6	2.6	7	3.0	21	9.1
55-59 anos de idade	17	7.4			9	3.9	9	3.9	35	15.2
60-64 anos de idade	22	9.6			28	12.2	9	3.9	59	25.7
65-69 anos de idade			28	12.2	12	5.2	3	1.2	43	18.5
70-74 anos de idade			8	3.4	1 3	5.6	1	0.5	22	9.6
75-79 anos de idade			11	4.8	14	6.1			25	10.9
80-84 anos de idade					5	2.2			5	2.2
85-89 anos de idade			1	0.5	5	2.2			6	2.6
> 90 anos					2	0.9			2	0.9

Em geral	52	22, 6	48	20. 9	10 0	43. 5	30	13.0	2 30	100

Como resultado da análise da idade, verificou-se que prevaleceu o número de pacientes com 60-64 anos no 1° grupo, 65-69 anos no 2° grupo e 60-64 anos no 3° grupo.

O pico da incidência de demência em grupos de idade correspondente parece estar associado a factores etiológicos específicos para a doença, incluindo a predisposição genética numa idade jovem, bem como doenças e condições que levam à demência numa idade mais avançada. Em geral, o maior número de pacientes com demência recai no grupo etário dos 60-70 e 70-80 anos.

Deve notar-se que a incidência de demência nos grupos etários mais velhos está a diminuir gradualmente. Os dados obtidos são consistentes com os resultados dos investigadores russos [66, 78, 85, 122].

§ 2.2. Métodos de investigação

§ 2.2.1. Exames clínicos e neurológicos

Durante o estudo, todos os pacientes foram submetidos a exame clínico e neurológico de acordo com o método padrão. Descrição clínica detalhada das perturbações cognitivas, do seu início e natureza, exacerbação das perturbações cognitivas, dinâmica e duração do desenvolvimento da doença, eficácia dos métodos terapêuticos (todos os medicamentos anteriormente utilizados, as suas doses, efeitos secundários, razões para a retirada do medicamento) foi recolhida uma história detalhada através do questionamento do paciente e do questionamento dos seus familiares, análise do estado somático e neurológico.

Durante o exame inicial e para determinar o aumento das perturbações cognitivas, alterações positivas ou negativas do estado somático e neurológico, para avaliar os resultados dos testes em escalas especiais (Khachinsky, MMSE, CDR, Reisberg), foi também realizada uma visita. Foram utilizados os dados obtidos durante o exame e interrogatório do doente, os dados da anamnese actual e de arquivo, dados obtidos em conversas directas ou telefónicas com os familiares do doente.

A presença de perturbações cognitivas só foi considerada provável quando o pessoal médico do hospital incluiu dados de observação do paciente, resultados de observação, ou informações obtidas por uma entrevista detalhada dos familiares do paciente no historial médico.

Os resultados do estudo foram comparados com um grupo de controlo composto por 30 voluntários saudáveis. Critérios de inclusão no grupo de controlo: Randomizado com os principais grupos por idade e sexo, ausência de queixas subjectivas e sintomas neurológicos objectivos.

§2.2.2. Métodos de exame neuropsicológico

1. A fim de determinar a disfunção cognitiva, todos os pacientes foram submetidos a um exame neuropsicológico utilizando testes geralmente aceites na prática neurológica. Os testes adicionados ao protocolo destinavam-se a detectar uma deficiência cognitiva na demência do tipo Alzheimer. As características clínicas e morfométricas da doença foram analisadas tendo em conta as fases de desenvolvimento da doença. Foram distinguidas as seguintes fases principais do curso da doença: demência leve, demência moderada, e demência grave. As características do curso da doença correspondiam às descrições dadas na literatura. As seguintes escalas neuropsicológicas foram utilizadas para padronizar os critérios de inclusão no estudo:

Mini **Técnica de Exame do Estado Mental (MMSE).** No nosso estudo, foi utilizada uma mini avaliação do estado mental (MMSE), para além da escala de Khachinsky, para examinar possíveis deficiências cognitivas, tais como a demência [173].

Esta escala é utilizada para determinar nas fases iniciais da formação da síndrome da demência As funções cognitivas (memória de curto prazo e de trabalho, capacidade de concentração, compreensão da fala a ela dirigida, capacidade de perceber a fala tanto oralmente como por escrito - praxis) é o método mais comum, simples e eficaz de avaliação de situações [4].

A escala é constituída por seis sub-testes: "orientação no tempo", "orientação no lugar", "percepção", "concentração da atenção", "memória" e "funções da fala" (ver Anexo 2).

No primeiro sub-teste "Orientação no espaço", o sujeito deve nomear o ano, a estação, a data, o dia da semana, o mês. No segundo sub-teste, orientação no local, coloca-se a pergunta "Onde estamos? Se o paciente não responder completamente, são feitas perguntas adicionais. O paciente deve indicar o país, região, cidade, instituição onde o exame é realizado, piso.

No terceiro sub-teste "Percepção", o sujeito deve repetir e memorizar 3 palavras. As palavras devem ser pronunciadas tão claramente quanto possível, a uma velocidade de uma onça por segundo. No quarto sub-teste ("concentração de atenção"), o sujeito é solicitado a subtrair 7 números de 100 consecutivamente. É suficiente subtrair até cinco (até obter o resultado "65"). Se o paciente não for capaz de resolver este problema, é-lhe pedido que pronuncie o contrário da palavra "terra". O resultado obtido neste sub-teste dá uma ideia geral da função de atenção do respondente e do estado da memória de trabalho.

No quinto sub-teste ("memória"), pede-se ao sujeito que recorde as palavras pronunciadas no terceiro sub-teste. Com base nos resultados deste sub-teste, é avaliada a capacidade do sujeito de recordar q o material de estímulo utilizado, o que dá uma ideia de quão bem a função do sujeito de transferir informação da memória de curto prazo para a memória de longo prazo é retida.

No sexto sub-teste ("discurso"), é avaliada a capacidade do sujeito para compreender o discurso que lhe é dirigido, para perceber o discurso em forma oral e escrita, para conhecer objectos e nomeá-los correctamente, e as capacidades práticas.

2. O desempenho do teste é avaliado pela soma dos resultados obtidos para cada ponto. A pontuação máxima neste teste é de 30 pontos, o que corresponde às capacidades cognitivas mais elevadas. Quanto menor for a pontuação no teste, mais acentuado será o défice cognitivo. A interpretação dos dados do MMSE é indicativa e o diagnóstico clínico da demência não deve basear-se unicamente nos resultados deste teste. Devem ser efectuados testes neuropsicológicos adicionais para examinar a memória em pormenor. Além disso, deve ser utilizada uma abordagem individual ao interpretar os resultados do exame em pacientes com graves alterações na capacidade de fala, perturbações motoras , principalmente hemiparesia do lado direito, deficiências auditivas e visuais. Deve-se também notar que a sensibilidade diagnóstica da escala MMSE não é absoluta, mas tem um certo nível de selecção. A sensibilidade deste teste é frequentemente baixa em demências subcorticais avançadas e em demências envolvendo os lóbulos frontais (a escala é menos sensível à disfunção do córtex frontal e, portanto, às fases iniciais da demência vascular do que às fases iniciais da demência vascular). demência vascular define melhor as fases iniciais) [52]. Os resultados obtidos na escala da MMSE devem ser comparados com os resultados do exame clínico e paraclínico. Os pacientes com resultados anormais deste exame devem ser encaminhados para um psicólogo clínico para uma avaliação psicodiagnóstica aprofundada.

3. Escala isquémica de Khachinsky.

Uma ferramenta popular para diagnosticar a demência do factor vascular e diferenciá-la da demência do tipo Alzheimer é a escala isquémica de Khachinsky (ver Apêndice 3). Apesar de algumas deficiências (não foram identificadas formas de demência sem AVC, isto aplica-se principalmente à encefalopatia de Binswanger, bem como à demência atrófica vascular mista), a escala permite diagnosticar as principais formas de demência tardia nas suas versões original e modificada (por exemplo, a ressonância magnética dos dados do CTG (opcional) está incluída no conjunto de escalas de rastreio da demência tardia [1].

A escala de Khachinsky é um dos métodos mais amplamente utilizados para o diagnóstico da demência em diferentes países. De acordo com as escalas de diagnóstico clínico da demência, uma pontuação inferior a 4 pontos na escala de Khachinsky indica que se trata mais provavelmente de demência do tipo Alzheimer, e uma pontuação de 7 ou mais pontos indica uma etiologia vascular da demência. Uma pontuação intermédia (4-6 pontos) indica um carácter misto (vascular-atrófico) da demência. A diferenciação da demência vascular da doença de Pick (demência frontotemporal) baseia-se em certas diferenças qualitativas na estrutura da demência e nas características do seu desenvolvimento.

3. Os critérios mais importantes para diferenciar a demência vascular da DA são: início agudo, progressão gradual e curso variável, acidente vascular cerebral anterior, detecção de sintomas neurológicos focais. Ao mesmo tempo, a presença de alterações nocturnas na consciência e depressão não tem qualquer valor diagnóstico diferencial grave [119].

4. Assim, apenas uma variante da demência vascular, a demência multifactorial, pode ser diagnosticada com uma precisão relativamente elevada utilizando esta escala.

5. Escala CDR.

Um dos métodos profissionais mais comuns utilizados para avaliar a gravidade da demência é a Clinical Dementia Rating Scale (CDR). A Clinical Dementia Rating Scale (CDR) é uma descrição das 5 fases da incapacidade cognitiva da demência ligeira à demência grave (ver Apêndice 4). para cada fase seis (memória, orientação, pensamento, interacção na sociedade, comportamento e interesses em casa, autocuidado), são descritos sintomas característicos. Ao determinar as fases das perturbações cognitivas nesta escala, o médico deve, em primeiro lugar, prestar atenção à gravidade da deficiência da memória. Se a pontuação corresponder aos outros três itens da escala, mas for diferente da pontuação da perda de memória, então a fase global da perda de memória é determinada pela pontuação de itens semelhantes. Uma pontuação global de 0 corresponde à deficiência cognitiva normal ou ligeira, 0,5 à deficiência cognitiva moderada, 1 à demência ligeira, 2 à demência moderada, e 3 à demência grave. O questionário é composto por 6 itens. O tempo de teste estimado é de 5-10 minutos [84, 119].

Em cada fase, é possível visualizar as seguintes métricas detalhadas:

1) 0 pontos - sem alteração;

2) 0,5 pontos - demência "suspeita".

Memória - esquecimento parcial constante, recordação parcial de eventos; Orientação - completamente orientada, são possíveis imprecisões na datação; pensamento - há ligeiras dificuldades na resolução de problemas, analisando semelhanças e diferenças; comunicação com outros - dificuldades menores; comportamento e interesses em casa - dificuldades menores; Auto-serviço - sem avarias.

3) 1 ponto - demência leve. A memória é um esquecimento muito sério dos acontecimentos actuais que destrói a vida quotidiana; orientação - a orientação no tempo (tempo) é incompleta, mas determina correctamente o lugar, ao mesmo tempo que é difícil encontrar uma orientação independente num lugar desconhecido; pensamento - dificuldade moderada em resolver

problemas, analisando semelhanças e diferenças; comunicação com os outros - a independência perde-se, mas torna-se possível desempenhar certas funções sociais. Alterações na datação superficial podem ser vagas; comportamento e interesses em casa - há dificuldades domésticas suaves mas óbvias, perda de interesse em actividades complexas; Auto-serviço - necessita de lembretes.

4) 2 pontos - demência de gravidade moderada. Memória - esquecimento severo, os acontecimentos actuais não são lembrados, apenas as memórias de acontecimentos importantes da vida são armazenadas; orientação - o paciente está desorientado no tempo (tempo), a sua orientação em relação ao lugar também é incorrecta; pensamento - dificuldades pronunciadas em resolver problemas e analisar semelhanças e diferenças, que afectam negativamente a vida quotidiana; comunicação com os outros - a independência perde-se fora de casa, pode comunicar sob o controlo de outras pessoas; comportamento e interesses em casa - interesse muito limitado, capacidade de realizar apenas actividades ordinárias; Cuidados pessoais - necessita de ajuda com o curativo, procedimentos de higiene, necessidades naturais.

5. 3 pontos - demência grave. Memória - lembra-se da sua vida em fragmentos; orientação - o paciente está concentrado apenas em si próprio; pensamento - é impossível resolver problemas intelectuais; comunicação com os outros - as perturbações destroem a comunicação social fora de casa; comportamento e calor em casa - a incapacidade de desempenhar as tarefas domésticas nos pacientes; cuidados pessoais - uma necessidade constante de cuidados, muita incontinência urinária e fecal.

6. Escala Reisberg (Escala de Deterioração Global - GDS)

Juntamente com outras escalas neuropsicológicas, a Escala Global de Deterioração (ver Apêndice 5) é utilizada para diagnosticar distúrbios cognitivos. Destina-se a avaliar a gravidade da demência - uma escala de sete pontos que determina o estado desde a ausência de alterações (0) até à fase mais grave (7) através de etapas intermédias de aumento da gravidade das violações. Nesta escala, o médico avalia o estado do paciente, tendo em conta todos os dados.

§2.2.3. Métodos de neuroimagem

Os métodos de neuroimagem permitem determinar a etiologia das perturbações cognitivas, o estado das estruturas cerebrais, e a localização do substrato anatómico. A neuroimagem por RM do cérebro foi realizada num campo magnético de 1,5 Tesla no dispositivo Toshiba OPART, aberto a todos os pacientes.

Em primeiro lugar, listamos as principais indicações e contra-indicações da ressonância magnética em pacientes com demência.

As perturbações da memória e as perturbações profissionais ou sociais associadas foram consideradas contra-indicações para a ressonância magnética.

As contra-indicações para a ressonância magnética são:

1. controladores do ritmo cardíaco;

2. implantes metálicos (ferromagnéticos) (clips inseridos em vasos, filtros de cavo);

3. claustrofobia ou irritabilidade mental;

4. A condição do paciente que necessita de suporte de vida, a razão pela qual as mortes por RM não têm equipamento especial adaptado aos campos electromagnéticos.

O objectivo da RM neste estudo foi avaliar o estado das estruturas pituitárias (o núcleo da hipófise e a matéria branca dos hemisférios cerebrais) e os espaços do líquido cefalorraquidiano (a forma dos ventrículos cerebrais, o seu tamanho, o grau de largura do hilo dos hemisférios cerebrais). Por este motivo, foi elaborado um óptimo relatório de inspecção.

A vantagem da RM é que é possível obter imagens com diferentes contrastes de tecido, principalmente o tempo de relaxamento T1, o tempo de relaxamento T2, e a concentração de prótons são determinados. Para obter uma quantidade completa de informação para cada RM do cérebro, são necessárias imagens com diferentes propriedades de "carregamento": T1WI (imagens ponderadas T1), T2WI (imagens ponderadas T2), imagens ponderadas pela densidade de prótons (PDWI). T2YUT é mais sensível em caso de danos nos tecidos e órgãos, uma vez que o tempo T2, comparado com T1, não é apenas a mobilidade molecular dos prótons e os centros paramagnéticos que interagem com eles (por exemplo, a metemoglobina), mas também o microambiente dos prótons (tO Depende também da composição iónica dos líquidos dos tecidos, etc. Mas por vezes o T1WI e o PDWI podem ser muito informativos.

T1WI e T2WI diferem visualmente um do outro pela inversão característica do sinal de RM, causada por tecidos e meios com tempos de relaxamento diferentes:

- objectos com um tempo de relaxamento relativamente curto (por exemplo, a matéria branca do cérebro em comparação com o líquido cefalorraquidiano) têm um sinal hiperintenso em T1WI e um sinal hipointenso em T2WI;

- objectos com um longo tempo de relaxamento (geralmente meios líquidos) têm sinais hipointensos em T1WI e sinais hiperintensos em T2WI.

Também é possível obter imagens de contraste misto, o que é conseguido através da alteração dos parâmetros utilizados do comboio de impulsos. Por exemplo, na modificação de FLAIR na sequência de pulso de inversão-recuperação, um aumento do tempo de exo TE e o tempo de inversão T1 leva a um aumento do sinal proveniente de objectos com um tempo de relaxamento intermédio (tecidos inchados, muitos tumores), quando o tempo de relaxamento é longo o sinal proveniente de objectos (líquidos) será baixo.

A matéria cinzenta com alto teor de água (10-15%) dá um sinal mais brilhante no T2YT do que a matéria branca, mas devido à grande quantidade de lípidos na matéria branca, ocorre uma duplicação do sinal. Como resultado, o contraste da diferenciação morfológica da matéria branca e cinzenta diminui. Ao mesmo tempo, a diferenciação morfológica é muito mais forte e mais elevada em T1WI. Em comparação com T1WI, a imagem FLAIR é caracterizada por muito menos diferenciação de matéria branca e cinzenta.

O T2WI é mais sensível e exemplar no diagnóstico de lesão cerebral traumática. É difícil detectar alterações patológicas no T1WI, uma vez que todas as estruturas têm um sinal baixo. Nas imagens FLAIR, os processos patológicos com aumento do conteúdo de água são manifestados por um sinal de RM hiperintenso, como no T2WI, enquanto o sinal de RM do fluido livre é hipointenso, como no T1WI. Esta característica melhora a visualização de estruturas danificadas localizadas no tecido cerebral (periventricularmente) perto da borda dos espaços do LCR. Uma desvantagem da imagem de FLAIR é a má visualização de pequenos quistos. A presença de pequenos quistos, principalmente nos núcleos submandibulares, pode fornecer informação de diagnóstico crucial.

O algoritmo recomendado para a realização de RM em pacientes com patologia cerebral é uma compressão entre qualidade de imagem, exactidão de dados e custos mínimos de tempo.

A ressonância magnética foi realizada de acordo com uma técnica padrão baseada em protocolos desenvolvidos pelos fabricantes de equipamento. O programa incluiu o exame em 3 projecções através da obtenção de imagens T1 e T2 carregadas (T1WI e T2WI) e imagens FLAIR.

K A projecção múltipla é importante na imagiologia cerebral. Permite definir claramente a topografia do dano, para determinar a sua relação com as estruturas circundantes. Na analogia tradicional da TC, a projecção axial desempenha um papel decisivo.

A projecção axial permite ver o cérebro sob a forma de um corte típico da tarte. Nas imagens desta projecção, é possível avaliar as partes morfológicas do cérebro: a medula oblonga, o córtex cerebral, as pernas, os gânglios basais, os hemisférios cerebrais, incluindo as estruturas subcorticais, o cerebelo, os ventrículos e cisternas, os nervos ópticos e auditivos. As projecções coronais (frontais) e sagitais permitem clarificar a topografia das alterações patológicas detectadas, para avaliar o grau de expansão dos espaços do QCA. Foram planeadas secções perpendiculares ao longo eixo do hipocampo para melhor visualizar o hipocampo, o que é importante para avaliação na AD. As secções sagitais permitem examinar as estruturas do cérebro médio (tronco cerebral, terceiro ventrículo, corpus callosum).

O sistema ventricular, atrofia dos grandes vasos, leucoaraiose periventricular e subcortical, assim como o número de focos após um AVC foram avaliados.

O objectivo de escolher um ou outro algoritmo é a escolha correcta das condições (procedimentos) da RM para obter a informação mais completa sobre a área em estudo no mais curto espaço de tempo possível.

Em demência, o algoritmo de exame foi concebido de tal forma que foi necessário obter imagens (T1WI, T2WI, FLAIR-images) com diferentes cargas em três planos: axial, coronal e sagital. Não utilizámos o melhoramento do contraste durante o exame dos pacientes, uma vez que não havia indicações vitais para a sua utilização (estruturas volumétricas), a avaliação das propriedades de contraste das alterações identificadas não foi incluída no objecto do estudo.

Os doentes não foram sujeitos a pré-medicação. O algoritmo de ressonância magnética acima descrito para uso em pacientes com demência é recomendado como orientação para seleccionar as condições de ressonância magnética correctas para tais pacientes e assim minimizar a possibilidade de erro diagnóstico. Estamos certos de que cada caso clínico requer uma abordagem metodológica individual.

No decurso do trabalho, avaliamos a hidrocefalia externa e interna, a matéria branca dos hemisférios cerebrais e os núcleos subcorticais de acordo com um sistema de avaliação condicional baseado em medições quantitativas reais por nós desenvolvidas.

A hidrocefalia interna foi avaliada pelo grau de dilatação do terceiro e ventrículos laterais. Para objectivar os dados obtidos, foi utilizado o valor dos índices cerebroventriculares (IVC) (3). O seu cálculo foi efectuado com base em medições feitas em secções transversais que permitem uma visualização óptima dos ventrículos laterais. Os índices foram definidos da seguinte forma:

- para os chifres da frente: CVI1= A/Bx100 (2.1);

- para organismos: CVI2=V/Gx100 (2.2);

- para chifres traseiros: CVI3=D/Ex100 (2.3)

Aqui A é a distância entre os topos dos ramos anteriores dos ventrículos laterais; B é a distância entre as superfícies convexas do cérebro ao nível da medição anterior; B - a distância entre as paredes laterais dos corpos dos ventrículos laterais; G é a distância entre as superfícies convexas do cérebro ao nível da medição anterior; D é o tamanho máximo da largura do ramo posterior do ventrículo lateral; E é a distância entre as superfícies convexas do cérebro ao nível da medição anterior.

A largura dos ramos temporais do terceiro ventrículo e dos ventrículos laterais no seu ponto mais largo foi medida em milímetros em secções axiais, uma vez que a formação dos seus tamanhos é menos dependente do processo de atrofia. Com a assimetria dos ventrículos laterais, CVI1, CVI2 foram determinados separadamente para cada ventrículo. Ao mesmo tempo, A e V foram medidos desde a linha sagital central até ao contorno lateral do ventrículo direito, enquanto que B e G foram medidos desde a linha sagital central até à convexidade do cérebro. O valor dos indicadores calculados nos nossos pacientes situava-se nos seguintes intervalos: CVI1 de 30 a 59, CVI2 de 17 a 49, CVI3 de 16 a 39, a largura mínima dos ramos temporais dos ventrículos laterais era de 1 mm, a largura máxima era de 13 mm, a largura mínima do terceiro ventrículo era a largura - 4 mm, largura máxima - 14 mm.

§2.2.4. Imunoensaios enzimáticos de laboratório

O sulfato de dehidroepiandrosterona (DHEA-s) foi determinado no soro sanguíneo dos doentes utilizando um kit comercial ImmunoFA-DHEA-S (Immunotex).

0,5 ml de tampão de dissolução de amostras foi adicionado a cada frasco contendo soro de teste de calibração e controlo, mantido à temperatura ambiente (+18-25°C) durante 20 minutos e mexido até à dissolução completa sem formação de espuma. Todos os reagentes foram cuidadosamente misturados e equilibrados à temperatura ambiente antes de serem analisados. Foi redigido um protocolo para ranhuras de rotulagem. As ranhuras foram marcadas da seguinte forma:

A1, A2 - para medir a potência óptica da solução TMB No. 1;

B1, B2 - N.º 2 para o teste de calibração n.º 1;

C1, C2 - N.º 3 para a amostra de calibração N.º 2;

D1, D2 - N.º 4 para a amostra de calibração N.º 3;

E1, E2 - N.º 5 para a amostra de bitola N.º 4;

F1, F2 - N.º 6 para a amostra de bitola N.º 5;

G1, G2 - N.º 7 para amostra com calibração N.º 6;

H1, H2 - N.º 8 para amostra de calibração N.º 7;

As restantes células foram utilizadas para identificar biomarcadores em estudos experimentais.

Amostras calibradas e soros de controlo com um volume de 20 μl foram adicionados aos poços correspondentes, e o soro de ensaio com um volume de 20 μl foi colocado nos restantes poços em repetições. Todas as células, excepto A1 e A2, foram injectadas com 100 μl do conjugado. As tiras foram incubadas durante 1 hora a 37° C num agitador termostático com agitação a uma velocidade de 500-800 rpm. Após a incubação, o conteúdo dos poços foi retirado por decantação e os poços foram lavados três vezes. a cada lavagem, 250 μl de tampão de lavagem foram adicionados a todos os poços, a estrutura no agitador foi agitada para 5-10 contagens, e depois decantada. Em cada decantação, o líquido residual nos poços foi cuidadosamente removido batendo as armações das tiras no papel de filtro numa posição vertical. 100 μl de solução de TMB foram adicionados a todos os poços de uma só vez. As tiras foram incubadas no escuro à temperatura ambiente durante 15-30 min, dependendo do grau de coloração. Para parar a reacção enzimática à mesma velocidade e sequência que a solução de TMB, 100 μl de reagente de paragem foram adicionados a todos os poços e agitados num agitador durante 1-2 min. A densidade óptica da solução nas ranhuras foi medida num comprimento de onda de 450 nm num fotómetro de varrimento vertical.

A seguinte fórmula 2.4 foi utilizada para o cálculo:

B/B0 x 100% (2,4)

Aqui V é o valor médio da densidade óptica dos poços das amostras calibradas ou testadas, V0 é o valor médio da densidade óptica dos poços da amostra de calibração "0 nmol/l".

Se o programa do fotómetro não lhe permitir calcular o valor da densidade óptica nas ranhuras A1 e A2, deverá utilizar a seguinte fórmula 2.5:

$(BB_t) / (B_0 - B_t) \times 100\%$ (2,5)

Neste caso, Vt é o valor médio da densidade óptica das fendas A1 e A2.

A quantidade de biomarcadores nas amostras foi determinada a partir dos valores médios de densidade óptica medidos nos poços com amostras de calibração. Para construir um gráfico, o valor médio da densidade óptica (DO) medida nos poços contendo as amostras de calibração no estêncil (eixo y) foi aplicado em função da concentração de biomarcadores nestas amostras (abcissa x). Os pontos foram ligados por segmentos tStraight e foi obtida uma curva de calibração para determinar as concentrações de biomarcadores nas amostras analisadas.

Para determinar a concentração de biomarcadores nas amostras analisadas, o valor médio da DO da amostra é determinado ao longo do eixo y. tCurva desloca-se para a intersecção com a curva calibrada e retrai perpendicularmente ao eixo x a partir do ponto obtido. O ponto de corte é a concentração desejada do biomarcador na amostra analisada.

§2.3. Métodos de teste estatístico

A análise estatística dos resultados obtidos foi realizada utilizando o software SPSS Inc. num computador IBM. Valor médio aritmético (M), erro médio aritmético (m), representando a fiabilidade do valor médio da característica estudada incluída no QO, coeficiente de correlação linear (r) utilizando o pacote de software SPSS para Windows (2003), cálculo do factor t de fiabilidade (diferença entre os critérios de fiabilidade Student-Fisher) foram efectuados através do processamento dos materiais por grupos utilizando os métodos de estatística de variação. O coeficiente de correlação Spearman q foi utilizado para analisar dados com uma distribuição não paramétrica. O significado da diferença média foi avaliado a 95% de intervalo de confiança com base no teste t de Student ($p<0,05$).

CAPÍTULO III. CARACTERÍSTICAS CLÍNICAS DOS PACIENTES COM DOENÇAS NEURODEGENERACIONAIS DO TIPO ALZHEIMER

§ 3.1. Sintomas clínicos de doentes com perturbações cognitivas

Ao examinar pacientes com perturbações cognitivas na DA, foi dada atenção às suas queixas quando se candidataram ao hospital. Foram feitas perguntas aos pacientes ou aos seus familiares para identificar queixas (se o paciente não pudesse responder às perguntas). Os doentes com perturbações cognitivas têm perturbações da memória (em 91% dos casos), uma diminuição do desempenho mental (em 76% dos casos), dificuldade em escolher palavras (em 47% dos casos), e uma diminuição da concentração num assunto (em 77% dos casos). casos), aumento da fadiga (65% dos casos), dores de cabeça (15% dos casos), tonturas e náuseas não sistémicas (45% dos casos), ruído na cabeça (37% dos casos). Nas fases iniciais, os principais sintomas eram perturbações da memória, depressão e reacção sob a forma de raiva rápida. Subsequentemente, os pacientes não reconheceram perda de memória. A amnésia estende-se também a actividades de rotina em que os pacientes se esquecem de se vestir e lavar.

expressões faciais características foram lançadas na boca - uma abertura larga da boca (35%), uma expressão facial surpreendida (41%), um ligeiro pestanejar da boca (39%). Esta condição tem sido referida em várias publicações como "confusão de Alzheimer". Há uma deterioração da orientação em locais desconhecidos. Foi observada uma regressão comportamental: palpação (68%), vontade frequente de sair (42%), estereótipo (48%), rigidez (46%). Durante uma conversa com um paciente, notam-se perturbações de atenção (81%), instabilidade do olhar (77%), movimentos convulsivos estereotipados (65%).

Com o aumento das perturbações cognitivas, as perturbações amnésticas incluem crescentes violações das funções de ordem superior -

perturbações da fala (afasia), perturbações da leitura (alexia), perturbações da escrita (agrafia), perturbações de contagem (acalculia), gnose e perturbações da práxis (agnosia e apraxia). grande. Foi possível identificar as primeiras desordens neurológicas das funções corticais nas primeiras fases da doença. Entre elas, manifestou-se sob formas como dificuldade em compreender o significado da fala de outra pessoa, inexactidões na fala, dificuldades na escrita, leitura, contagem e realização de miSTADes, esquecendo os nomes de certos objectos. Estas perturbações progrediram e alternaram-se com afasias sensoriais, amnésticas e agnósticas. A fala tornou-se bastante disartrítica, houve pausas na pronúncia das primeiras letras e sílabas, repetições múltiplas (gaguez logoclínica). A capacidade de ler, escrever e contar é quase completamente perdida.

As alterações no comportamento dos pacientes caracterizavam-se inicialmente pela substituição de movimentos simples pela impossibilidade de realizar os movimentos mais automáticos e vitais. Os pacientes esqueceram-se de andar, ficar de pé, sentar-se. Alguns pacientes deitam-se sem se mexer, quase sem mudar de posição.

Os pacientes confundem frequentemente os lados direito e esquerdo, não conseguem distinguir entre partes do corpo. Observou-se autógnese (35%), os pacientes não se reconheceram no espelho. Surpreendidos, tiveram piedade dele e tocaram-lhe no rosto.

uma transição gradual de manifestações isoladas de demência para certas perturbações mentais focais, acompanhada por perturbações mentais tardias mais elevadas. Em geral, nos doentes com AD, a memória e as perturbações mentais ocorreram em condições de amnésia progressiva, ou seja, mais formalizadas e automáticas do que os conhecimentos e competências adquiridas tardiamente mais complexos e menos consolidadas. A este respeito, as formas de actividade mais complexas (criativas, abstractas) sofreram em primeiro lugar.

Da mesma forma, os sintomas da apraxia "expandiram-se" gradualmente a partir de violações relativamente precoces das competências habituais, dando a impressão às pessoas à sua volta de que os pacientes se estavam a esquecer de desempenhar as suas tarefas habituais. Na fase inicial da doença, estas perturbações não eram geralmente de natureza permanente e diziam respeito principalmente aos movimentos mais complexos, enquanto os movimentos elementares e as formas automatizadas de actividade permaneciam inalterados. Apenas nas fases posteriores de indiferença quando executavam movimentos mais complexos, perda de sequência, fraqueza "alterada" para uma desordem de movimentos elementares e automáticos, e nas últimas fases da doença atingiram o nível de apraxia total.

Na AD, as perturbações da fala na maioria dos casos também se desenvolveram numa certa sequência - a partir de uma síndrome amnéstica bastante pronunciada, os sintomas amnésicos-afáticos "desenvolveram-se" gradualmente. Isto aplica-se não só à designação de certos objectos (afasia amnéstica), mas também a sintomas de sensoria-afásicos precoces e mesmo a perturbações da fala expressivas. Nas fases iniciais do desenvolvimento da doença, os pacientes parecem "esquecer" a importância de uma determinada palavra ou conceito ou a sua pronúncia. O desenvolvimento da afasia sensorial prosseguiu desde a fase de compreensão limitada do significado da fala (com a relativa preservação da compreensão fonémica e da reverberação) até à fase de afasia sensorial total. Por outro lado, a fragmentação expressiva da fala é caracterizada pelo empobrecimento da fala e do vocabulário, a simplificação da estrutura gramatical e semântica da fala, a crescente dificuldade em pronunciar sílabas e palavras individuais ("gaguejar da fala"). uma série de etapas com uma mudança na formação da fala para perturbações típicas, automatismos da fala (locoglonia) e formas ecogénicas de fala. Estas perturbações da fala foram frequentemente acompanhadas por um aumento da actividade da fala, levando à excitação da fala (fala obrigatória nas fases posteriores da doença) ou, em casos raros, à aspontia da fala.

Nem sempre foi possível, com base em dados anamnésticos, determinar violações da leitura, da escrita, da contagem, chegando a violações totais das funções correspondentes (alexia, agrafia, acalculia) nas fases posteriores da doença.

O conhecimento da sequência especificada de funções mentais superiores e da actividade mental em geral e tendo em conta a unidade de manifestações clínicas características da doença de Alzheimer permite efectuar o diagnóstico precoce da doença e identificar violações das funções posturais nas fases iniciais da doença. A doença de Alzheimer pode ser avaliada.

Ao determinar as violações de actividades instrumentais, foram constatadas as seguintes: actividade profissional (59%), actividade financeira (45%), gestão de assuntos económicos (43%), trabalho com cartas (55%), viagens independentes (comboio) (60%), utilização de tecnologia doméstica (48%), passatempos (jogar às cartas, xadrez, etc.). O estudo revelou violações nos cuidados pessoais, selecção de roupa e jóias adequadas (45%), uso de roupa (47%), procedimentos de higiene (sanita, pentear, barbear, etc.).

Ao entrevistar uma pessoa que conhece bem o paciente, prestámos atenção às perturbações psicopatológicas e comportamentais de acompanhamento numa ou noutra fase do desenvolvimento da demência. Durante o período de observação, foram identificadas as seguintes perturbações psicopatológicas: perturbações afectivas (frequentemente depressivas) (46%), alucinações e delírios (16%), pânico e medos (39%), casos de confusão amnéstica. Perturbações comportamentais: apatia (57%), desatenção (68%), agressividade (18%), inibição de tendências (74%), irritabilidade (14%), vaguear (66%), "distúrbios do sono" (59%) . %).

Ao examinar pacientes por grupos, obtiveram-se os seguintes resultados: no 1º grupo, 7 pacientes foram diagnosticados com ICM, 10 pacientes foram diagnosticados com demência "ligeira", 18 com demência moderada, e 17 com demência grave.

Nesta fase "suave" da demência, os pacientes têm afasia, apraxia, agnosia, alterações de personalidade: irritabilidade, raciocínio, irritabilidade, egocentrismo, diminuição da actividade diária, actividade profissional e social. reacções depressivas são frequentemente acompanhadas de ansiedade e delírios de "pequena escala" persecutórios (delírios da situação normal).

Em doentes com uma fase moderada de demência, observou-se amnésia de fixação, sérias dificuldades em recordar experiências e conhecimentos passados, uma diminuição do nível de pensamento, análise e operações de síntese, as síndromes focais pós-bloqueio atingiram um nível neurológico ("neurologização" de distúrbios mentais): foram observadas afasias motoras e sensoriais amnésticas, apraxia (violação de funções executivas), agnosia (distúrbios óptico-espaciais). Agrafia, alexia, acalculia surgiram contra o pano de fundo da síndrome cerebral focal. Nesta fase, verifica-se uma diminuição acentuada da adaptação doméstica, que requer deficiência, ajuda doméstica e supervisão. Mas pode ser demonstrado que os traços de personalidade, uma resposta adequada à doença, criticidade e autocrítica persistem durante muito tempo. mesmo em fases avançadas da demência, os pacientes queixaram-se de "dor de cabeça", "perturbações da memória", etc. Perturbações psicóticas: alucinações, alucinações visuais, agitação psicomotora, delírio não foram observadas. Estas perturbações ocorreram independentemente do desconforto somático e são um indicador da progressão da doença.

Na fase de demência grave, observou-se que os pacientes retiveram apenas fragmentos separados da reserva de memória e apelam à sua própria pessoa, não foi possível realizar operações mentais, autocuidado, controlo das funções dos órgãos pélvicos. Apraxia (incapacidade de executar movimentos ordenados, distúrbio motor estereotipado, movimentos rítmicos e irracionais (escalada, deslize, arranhar, urinar), incapacidade de executar movimentos automáticos (em pé, andar, deitar, sentar, etc.)), distúrbio de construção, automatismos da fala, discurso forçado de verbigeração, repetição de alguns cos e sílabas).

O grupo 2 incluiu 2 pacientes com ICM, 8 pacientes com demência "ligeira", 20 pacientes com demência moderada, e 18 pacientes com demência grave. Os pacientes têm esquecimento ligeiro, restauração parcial dos acontecimentos, dificuldade em determinar factores temporais, dificuldade em determinar semelhanças e diferenças, deterioração das actividades sociais e profissionais, diminuição dos interesses intelectuais, disfasia ligeira, distúrbio de praxis ligeiro, perda de qualidades pessoais ou o início da acentuação, queixa-se de uma diminuição da actividade mental.

No tipo senil do AD, a desordem geral das funções cerebrais superiores (apraxia, afasia, agnosia) não atingiu o nível das síndromes neurológicas cerebrais focais.

Os pacientes na fase "ligeira" da demência têm memória prejudicada para eventos actuais, manifestações iniciais de desorientação temporal e espacial, uma diminuição da componente abstracta do pensamento, dificuldades na comparação e operações de generalização, um fenómeno de "recuperação de memórias" relativamente a eventos num passado distante.

As principais manifestações em pacientes com demência moderada: foi observada uma síndrome amnéstica com fenómenos amnésicos progressivos. Houve uma "retrospecção", em que os pacientes esqueceram os períodos recentes das suas vidas. Disfunções de nível superior: afasia amnéstica, agnosia dos dedos (perde-se a capacidade de os pronunciar correctamente, mas a capacidade de os mostrar correctamente permanece), disgnosia facial, apraxia amnéstica (geralmente perda de sequência no trabalho), distúrbio construtivo de Praxis aparece Morto. Mas a prontidão da fala, a velocidade e o significado da fala, a componente motora da práxis foram preservados.

Em pacientes na fase de demência grave, amnésia de fixação completa e desorientação amnéstica, perda da capacidade de pensar e tirar conclusões, percepção fragmentada, "conversas imaginárias" - actividade de fala improdutiva, pobreza emocional, euforia e agressividade, comportamento regressivo com aumento das tendências instintivas, inversão do sono e vigília. Ansiedade nocturna, desorientação no tempo e no ambiente, confusão, "prontidão para o caminho" (pseudododiálise senil sem perturbações alucinatórias), redução e desaparecimento da comunicação e confabulações, acumulação de velhas memórias ("sintoma de Plyushkin"), desorientação autopsíquica: síndrome do espelho (desorientação na própria pessoa com a perda de familiaridade no próprio reflexo), correspondência de imagens (falar com fotografias).

Ao examinar as perturbações cognitivas em pacientes do 3º grupo, as perturbações dismnésicas prevaleceram em condições de inteligência intacta, dificuldades em recordar a cronologia das datas e sequência dos acontecimentos, uma diminuição da capacidade de compreender o significado da informação recebida, um aumento das características pré-mórbidas mantendo o "núcleo da personalidade". Foram observadas alterações, incapacidade emocional, sintomas asténicos (perturbações do sono, aumento da fadiga e diminuição do desempenho, fraqueza geral, hiperestresia ao som e à luz, dores de cabeça e tonturas, ruídos na cabeça e nos ouvidos) e ansiedade severa no tipo de personalidade O.

As perturbações estruturais das funções superiores do córtex na demência vascular manifestaram-se claramente na fase de atraso mental moderado, quando a formação da síndrome amnésica característica da demência vascular terminou. A síndrome das disfunções corticais elevadas diferiu na fase inicial da doença por uma baixa especificidade; por conseguinte, o diagnóstico diferencial nesta fase tem certas dificuldades. A perda de memória foi considerada o sintoma mais precoce e mais pronunciado da doença. Mesmo na fase inicial da doença, os próprios doentes queixaram-se de que não se conseguiam lembrar das palavras, nomes, datas necessárias durante uma conversa . Só depois de um certo tempo, quando os pacientes não pensam no assunto, é que a palavra certa lhes vem automaticamente à mente. Esta situação é explicada por perturbações arbitrárias de recordação e memória, características das fases iniciais das doenças cerebrovasculares. A gravidade das perturbações da memória correspondeu ao nível de perturbações do pensamento. As alterações na actividade intelectual em diferentes fases da demência vascular não eram as mesmas. Nas primeiras manifestações da doença, verificou-se que o nível de generalização e atenção na maioria dos pacientes era preservado de uma certa forma. No processo de agravamento de uma doença, verificou-se um nível de actividade desigual.

A falta de auto-retenção (retenção) foi descoberta antes da ocorrência de deficiências significativas na recolha. Em pacientes com demência vascular, várias formas de perturbações da memória são caracterizadas por não textualidade. Uma característica distintiva da demência vascular foi considerada como astenia, que é o principal sintoma do fim das funções neurológicas.

A avaliação da gravidade do fenómeno de cessação durante o curso da doença permite-nos tirar uma conclusão sobre a eficácia da terapia e é um indicador objectivo das mudanças no estado do paciente. Entre eles, podem distinguir-se 2 tipos principais: tipos hiperesténicos e hipostênicos de astenia. É típico que o tipo hiperstênico comece a funcionar rapidamente e termine cedo. No futuro, são registados episódios de melhorias de desempenho a curto prazo, são registadas diferenças significativas no desempenho, o número de operações realizadas e os erros cometidos em diferentes fases da resolução do problema. Com o tipo hiposténico de astenia, a curva final tem um carácter diferente. Ao longo do inquérito, o nível de desempenho da tarefa é demonstrado por um aumento gradual do desempenho sem uma deterioração acentuada do desempenho no final da tarefa.

A falta de atenção activa está também directamente relacionada com eventos terminais na demência vascular. As paráfases verbais episódicas foram notadas na fala de pacientes com demência vascular. A substituição de palavras ocorreu no tipo complexo, onde cos foi substituído por outro cos pertencente a este círculo imaginário. Por vezes a palavra era substituída por uma palavra com o significado oposto. Foram observadas paráfases laterais episódicas em astenia de origem vascular. Na maioria das vezes, a substituição de qualquer som numa palavra era notada mantendo-se a sua base fonética. Estes pacientes tinham dificuldade em se lembrar de frases comuns.

As características da demência vascular incluem perturbações na excitabilidade dos principais processos nervosos. A deficiência da função nominativa da fala também foi observada na demência vascular. Os pacientes tinham dificuldade em nomear objectos individuais.

Os sinais seguintes indicavam a natureza vascular da doença:

- as manifestações neurológicas (incluindo manifestações afásicas, agnósticas e apraxicais) estão em certa medida associadas a episódios de insuficiência cerebrovascular;

- a relação entre a intensidade das perturbações apáticas e a completude;

- a ausência de sinais de processos atróficos, que levam ainda mais ao desenvolvimento de perturbações das funções superiores do cérebro;

- uma diminuição progressiva da espontaneidade da fala e a ausência de uma reserva pronunciada da fala;

- observação de uma tendência para o desaparecimento de perturbações apáticas ou uma paragem temporária no seu desenvolvimento, um curso ondulante da doença com períodos de melhoria ou estabilização da condição do paciente;

- sintomas de "estagnação" - a ausência ou gravidade ligeira de tais sintomas como pallialia, construções de frases "estagnadas";

- nota-se que a gravidade das violações da fala oral e escrita não corresponde uma à outra, as violações agrafadas precedem as afásicas.

§ 3.2. Características do estado neurológico dos doentes com perturbações cognitivas

Deve-se notar que, para além destas deficiências cognitivas, são utilizadas para o diagnóstico, paresia central dos braços e pernas ou alterações reflexas (aumento dos reflexos profundos, reflexos Babinsky positivos, reflexos Rossolimo), perturbações sensoriais atáxicas, cerebelares e vestibulares. A apraxia da marcha devido a disfunção dos lobos frontais e perturbação dos lobos frontais, que se encontram frequentemente em demência, lentidão de marcha, encurtamento e desnivelamento do degrau, dificuldade no início do movimento, instabilidade nas curvas e desequilíbrio, um aumento da área da génese frontal; é também necessário ter em conta estados neurológicos como os reflexos do automatismo oral, o aparecimento de um reflexo mandibular, episódios de choro e riso violentos, síndrome pseudobulbar, manifestados por um abrandamento dos processos mentais [31].

No estado neurológico dos doentes com demência de Alzheimer com perturbações cognitivas, foram mais frequentemente observadas as seguintes perturbações: reflexos do automatismo oral (74% dos doentes), défice piramidal (39%), perturbações ataxicais (29%), perturbações amioestáticas (21% dos doentes).).

Foi estabelecido que a demência do tipo Alzheimer é uma característica do estado neurológico em pacientes com ligeira deficiência cognitiva sem alterações significativas.

O retardamento da fala em demência ligeira foi observado em 10 pacientes (5 em demência pré-senílicas, 5 em demência senil). Basicamente, isto indica a presença de danos no córtex cerebral.

Foram observados sintomas de afasia no 1º e 2º grupos com demência moderada em 14 pacientes, apraxia em 18, insuficiência piramidal em 3, automatismo oral em 18.

Com demência grave, movimentos compulsivos (18%), síndromes de automatismo oral (22%), reflexos de apreensão (19%) foram detectados em ambos os grupos. Não foram encontradas outras alterações no estado neurológico.

Ao examinar o estado neurológico em pacientes com demência vascular, o automatismo oral e as perturbações vestibulares-ácticas (falha na posição Romberg, incerteza na realização de testes de coordenação) foram revelados sob a forma de sintomas neurológicos.

§ 3.3. Resultados de testes neuropsicológicos de doentes em escalas especiais de classificação

Os testes neuropsicológicos, que são considerados essenciais para o diagnóstico, são amplamente utilizados na avaliação das perturbações cognitivas. Para melhores resultados, especialmente nas fases iniciais da doença, é necessária uma abordagem mais abrangente dos testes. Os exames neurológicos precoces são normais, excepto no caso de deficiências cognitivas óbvias, que são um sinal de outras doenças, incluindo outros tipos de retardamento mental. São necessários mais exames neurológicos para diferenciar a doença AD de outras doenças. São efectuados testes para detectar a depressão, que é um sintoma de défice cognitivo que acompanha a AD, ou a causa da doença.

Para uma determinação mais precisa das funções cognitivas, foram utilizados testes neuropsicológicos especiais, tais como Khachinsky, MMSE, CDR, Reisberg.

A fim de diferenciar as causas dos processos neurodegenerativos no cérebro, todos os pacientes internados no hospital com queixas de perturbações cognitivas utilizaram a escala de Khachinsky. A escala de Khachinsky permite diferenciar seriamente a demência vascular da DA, mas esta escala não é suficiente para diagnosticar a demência mista - apesar da sua elevada especificidade, a escala tem baixa sensibilidade. A utilização da escala de Khachinsky tornou possível diferenciar a causa vascular das perturbações cognitivas e dividir os pacientes em grupos, não só de acordo com sintomas clínicos e síndromes, mas também de acordo com os resultados do teste da escala de Khachinsky. Os resultados do estudo são apresentados no Quadro 3.1.

Quadro 3.1

Estudo das perturbações cognitivas de acordo com a escala de Khachinsky

Índice de pontos	Distribuição excluída por grupos							
	Grupo 1		Grupo 2		3 grupo		Em geral	
	abs.	%	abs.	%	abs.	%	abs.	%
≤ 4	45	22.5	40	20.0	-	-	85	42.5
4-7	7	3.5	8	4.0	-	-	15	7.5
≥ 7	-	-	-	-	100.0	50.0	100.0	50.0
Em geral	52	26.0	48	24.0	100.0	50.0	200	100.0
Nota: $p<0.05$								

Como se pode ver no Quadro 3.1, em 7 (3,5%) pacientes do 1º grupo e 8 (4%) pacientes do 2º grupo com AD , os indicadores estavam na "zona cinzenta", ou seja, no intervalo de 4 a 7, isto não permite diagnosticar de forma fiável as perturbações neurodegenerativas nestes pacientes de acordo com a escala de Khachinsky . Além disso, a distribuição das pontuações na escala de Khachinsky pode indicar a presença de demência de génese mista associada tanto a factores vasculares como neurodegenerativos. A percentagem destes pacientes no nosso estudo foi de 7,5% no grupo diagnosticado com AD. Esta situação permite-nos concluir que a escala de Khachinsky é insuficiente no diagnóstico da DA e requer a utilização de métodos adicionais em pacientes com patologia neurodegenerativa para aumentar o valor diagnóstico e a eficácia da utilização da escala de Khachinsky.

Em mesa. 3.2 apresenta os resultados da detecção diferencial de AC precoce e tardia, TPR de acordo com a escala de Khachinsky nos grupos de pacientes examinados por nós.

Quadro 3.2

Os resultados dos exames diferenciais de acordo com a escala de Khachinsky nos grupos de pacientes examinados (M±m)

Soma de pontos	Distribuição dos examinados por grupos			
	Grupo 1	Grupo 2	3 grupo	Em geral
≤4	3.62 ± 0.07	3.05 ± 0.12	-	3.35 ± 0.08
4-7	5, 29 ±0.20	5.25 ± 0.17	-	5.27± 0.12_
≥7	-	-	10.9 ± 0.14	10.90 ± 0.14
Em geral	3.85 ± 0.10	3.42 ± 0.16	10.9 ± 0.14	7.27 ± 0.27
Nota: p<0.05				

A pontuação do 1º e 2º grupos no diagnóstico dos pacientes é quase a mesma, mas quando comparada com resultados semelhantes do 1º e 2º grupos, os indicadores do 3º grupo diferem por 3 vezes . P e

Todos os pacientes foram examinados na escala MMSE para determinar as fases da deficiência cognitiva. Deve notar-se que a escala MMSE pode ser utilizada principalmente como método de rastreio para o diagnóstico de perturbações cognitivas na clínica. A desvantagem deste método é que a sua sensibilidade para uma ligeira deficiência cognitiva é relativamente baixa e depende do nível de conteúdo de informação. Os resultados dos testes para cada indicador da escala MMSE são apresentados na Tabela 3.3.

Quadro 3.3

Identificação de perturbações cognitivas na escala MMSE

Fases da deficiência cognitiva de acordo com a escala MMSE	Distribuição excluída por grupos									
	Grupo 1		Grupo 2		3 grupo		grupo de controlo		Em geral	
	abs.	%	imprensa	%	imprensa	%	imprensa	%	imprensa	%
	M±m		M±m		M±m		M±m		M±m	
Sem deficiência cognitiva	-	-	-	-	-	-	30	13	30	13
	-		-		-		28.83±0.14		28.83±0.14	
perturbações cognitivas	-	-	-	-	6	2.6	-	-	6	2.6
	-		-		24.67±0.37		-		24.67±0.37	
Demência leve	2	0.9	-	-	20	8.7	-	-	22	9.6
	20.50 ± 0.50		-		21.55 ± 0.25		-		21.55 ± 0.25	
demência moderada	2 2	9.6	18	7.9	45	19.5	-	-	8 5	37.0
	13.18 ± 0.39		12.33 ± 0.37		14, 16± 0.30		-		13.58 ± 0.22	

demência grave	28	12.2	30	13	29	12.6	-	-	87	37.8
	7.9 3 ± 0.3 4		7.77 ± 0.35		8.59 ± 0.24		-		8.14 ± 0.18	
Em geral	52	22.7	48	20.9	100.0	43.4	30	13	230	100.0
	10.63 ± 0.51		9.48 ± 0.41		14.6 5 ± 0.54		28.83 ± 0.14		14.4 ± 0.48	
Nota: p<0.05										

visto da mesa. 3.3, foram observados casos iniciais de perturbações cognitivas no 1º e 3º grupos . Não foi observada qualquer perturbação cognitiva no grupo de controlo. Ao observar todos os pacientes examinados, o número de pacientes com demência moderada e grave foi elevado (37,0% e 37,8%, respectivamente). Estes indicadores indicam que as fases iniciais das perturbações cognitivas não são diagnosticadas.

A Escala de Classificação da Demência Clínica (CDR) foi utilizada em todos os pacientes examinados. Os resultados dos testes nesta escala estão listados na Tabela 3.4.

Quadro 3.4

Rastreio da deficiência cognitiva na escala do CDR

Fases de desenvolvimento da demência de acordo com a escala do CDR	Distribuição beneficiários de grupos									
	Grupo 1		Grupo 2		3 grupos		grupo de controlo		Em geral	
	abs	%	abs	%	abs	%	abs	%	abs	%
Nenhuma demência (CDR-0)	-	-	-	-	-	-	30	13	30	13
Suspeita de demência (CDR-0.5)	-	-	-	-	2	0.9	-	-	2	0.9
Y demência leve (CDR-1)	16	7.1	1	0.5	24	10.4	-	-	41	18.0

Demência moderada (CDR-2)	18	7.8	17	7.4	45	19.5	-	-	80	34,7
Demência severa (CDR-3)	18	7.8	30	13	29	12.6	-	-	77	33.4
Em geral	52	22.7	48	20.9	100	43.4	30	13	230	100.0
Nota: $p<0.01$										

tab. 3.4, ao examinar todos os pacientes na escala do CDR, as proporções de demência moderada e grave eram elevadas . Isto mostrou um resultado semelhante ao do teste MMSE acima. Ao verificar na escala CDR, os resultados médios dos grupos mostraram os seguintes resultados: grupo 1 - 2,04±0,11; grupo 2 - 2,60±0,08; grupo 3 - 2,02±0,08 (p<0,01).

O método de exame seguinte foi um exame mental utilizando a Escala de Degradação Global (GDS). Os resultados do exame de pessoas com IMC, AD inicial e AD tardio e o grupo de controlo estão listados na Tabela. 3.5.

Quadro 3.5

Inquérito de Imparidade Cognitiva de acordo com o GDS

Clique na escala GDS	Distribuição excluída por grupos									
	Grupo 1		Grupo 2		3 grupo		grupo de controlo		Em geral	
	abs.	%	abs.	%	abs	%	abs	%	abs	%
1 é a norma	-	-	-	-	-	-	30	13	30	13
2 - perturbações cognitivas subjectivas	-	-	-	-	8	3.5	-	-	8	3.5
3 - Y deficiência cognitiva ligeira	3	1.3	-	-	19	8.3	-	-	2 2	9.6
4 - Deficiência cognitiva moderada	10	4.3	-	-	35	15.2	-	-	45	19.5
5 - Violações cognitivas	1 1	4.8	7	3.3	13	5.4	-	-	31	13.5

moderadas e pronunciadas										
6 - perturbações cognitivas graves	16	7.1	14	5.8	16	7.1	-	-	46	20
7 - grave deficiência cognitiva	12	5.2	27	11.8	9	3.9	-	-	48	20.9
Em geral	52	22.7	48	20.9	100.0	43.4	30	13	230	100.0
Nota : p<0.01										

O estudo GDS revelou uma ligeira deficiência cognitiva em 30 (13%) pacientes e uma grave deficiência cognitiva em 125 (54%) pacientes (ver Quadro 3.5). Ao verificar na escala GDS, os resultados médios dos grupos foram distribuídos da seguinte forma: grupo 1 - 5,46±0,17; grupo 2 - 6,42±0,11; grupo 3 - 4,37±0,14 (p<0,01). Deve ter-se em conta que a escala GDS é construída em 7 níveis de deficiência cognitiva e funcional: nível 1 - normal; nível 2 - adequado ao envelhecimento normal; nível 3 - ICM; nível 4-7 - corresponde a fases ligeiras, moderadas, moderadas e graves da DA. A fase 3 - GDS, correspondente à síndrome do ICM, caracteriza-se por uma deficiência cognitiva ligeira, clinicamente caracterizada por uma deficiência cognitiva ligeira e por uma deficiência funcional associada.

Os resultados dos testes nem sempre têm um valor diagnóstico fiável, pelo que utilizámos certos critérios para o diagnóstico diferencial de declínio da memória relacionado com a idade, ligeiro declínio cognitivo e AD: no processo de envelhecimento normal, a memória de uma pessoa idosa deteriora-se. do que na juventude. queixa-se de declínio. Contudo, os problemas com o declínio da memória não são normalmente observados, e quando se testa a memória, a narração e a repetição da história do paciente ajudam claramente.

Assim, os resultados das características clínicas das manifestações das patologias neurodegenerativas do tipo Alzheimer permitiram tirar as seguintes conclusões. O diagnóstico das perturbações cognitivas deve basear-se em resultados clínicos, neurológicos e neuropsicológicos complexos. Na determinação da natureza vascular das perturbações cognitivas, um papel importante é desempenhado pela história da doença, a presença de factores de risco para as patologias cerebrovasculares, a natureza do curso da doença e a relação temporal entre as perturbações cognitivas e as patologias vasculares do cérebro. A maior dificuldade no diagnóstico diferencial é o diagnóstico de AD precoce e tardio. Os métodos clínicos e neuropsicológicos convencionais não permitem identificar de forma fiável as fases de desenvolvimento da DA. Esta situação enfatiza a importância de desenvolver novos complexos para o diagnóstico precoce utilizando marcadores diagnósticos significativos de processos neurodegenerativos nesta patologia.

CAPÍTULO IV. CARACTERÍSTICAS DAS PERTURBAÇÕES NEURO-IMAGINOSAS NO TIPO ALZHEIMER E DEMÊNCIA VASCULAR

§ 4.1. Imagem de ressonância magnética na doença de Alzheimer.

Foi realizada uma ressonância magnética com imagens T2WI, T1WI e FLAIR em projecções axiais, sagitais e frontais. Todos os pacientes mostraram uma expansão dos espaços do LCR, ou seja, hidrocefalia associada externa e interna, o que é um sinal relativo de atrofia em pacientes com demência. A hidrocefalia interna manifestava-se pela expansão de todas as secções dos ventrículos laterais e do terceiro ventrículo. a expansão ventricular era normalmente simétrica. Em 7% dos casos, revelou-se uma expansão assimétrica do corpo, frontal ou occipital dos ventrículos laterais, e em 28% dos casos, uma assimetria dos lobos temporais dos ventrículos laterais. A hidrocefalia externa apareceu com hilo dilatado e protuberância do espaço subaracnoideo. A coluna cervical foi aumentada em maior grau, e a coluna cervical foi aumentada em menor grau.

A análise da hidrocefalia foi realizada numa escala nominal q de acordo com o método por nós desenvolvido. A pontuação de hidrocefalia foi definida como a soma das pontuações em cada área de estudo. As estruturas subcorticais foram avaliadas utilizando imagens T2WI, T1WI, e FLAIR. Os núcleos subcorticais, predominantemente da matéria cinzenta, têm também um sinal uniforme de MR, isointense para a matéria cinzenta cortical.

1) Nos pacientes examinados, foram encontradas as seguintes alterações na matéria branca e núcleos subcorticais, que interpretamos como patológicas:

2) Hiperintenso e isointenso em imagens T2WI e FLAIR, ou isointenso em T1WI, ou ligeiramente hipointenso, sem efeito de volume e edema periférico. Os focos estão localizados nas secções profundas da

matéria branca, na matéria branca periventricular, os seus tamanhos variam de 2 mm a 15 mm. Os focos nos núcleos subcorticais têm até 5 mm de diâmetro;

3) Foram observadas áreas periventriculares difusas de sinal de MR hiperintenso em imagens T2WI e FLAIR. Em T1WI são isointensos ou ligeiramente hipointensos em comparação com a medula circundante. Variam em largura e por vezes estendem-se profundamente na matéria branca.

Cistos lacunares, passagens pós-locais não foram detectados nos nossos pacientes. Nenhum dos doentes mostrou sinais de danos na matéria branca e no tálamo.

§ 4.2. Imagem de ressonância magnética no tipo de doença de Alzheimer pré-senilizada.

No tipo de AD pré-estabelecido, a imagem de IRM consistia principalmente em sinais de IRM de hidrocefalia. Foram examinados 30 pacientes de um grupo de 52 pessoas. Em 16 (53,3%) doentes, o único sintoma foi uma expansão patológica dos bordos silvestre e parietal, uma ligeira expansão dos lobos occipitais. A hidrocefalia externa expressava-se mais suave do que a hidrocefalia interna.

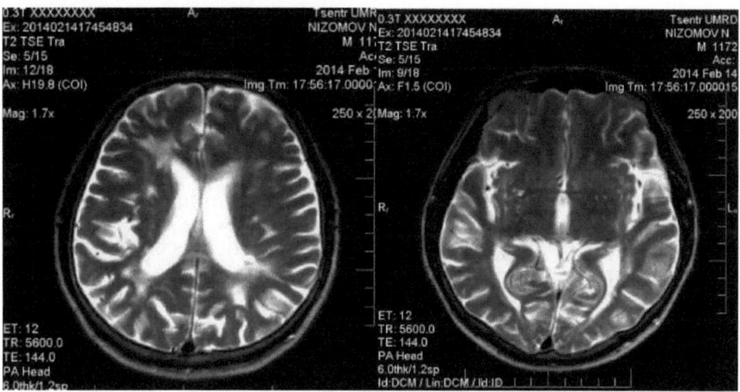

Figura 4.1. Vista da hidrocefalia, formada como resultado de um processo atrófico no processo neurodegenerativo no cérebro, filmada em modo TIT. Paciente N.N., 56 anos de idade .

Foram detectadas alterações focais nas estruturas ósseas de acordo com o T1WI em 9 (30%) pessoas. Destas, 4 (13,3%) pessoas tinham apenas pequenas lesões. Lesões multifocais foram detectadas em 5 (16,7%) doentes. Estes eram focos isolados ou focos difusos de um sinal hiperintenso de RM no T2WI. Em doentes com lesões múltiplas numa zona, pequenos focos isolados foram detectados noutras zonas.

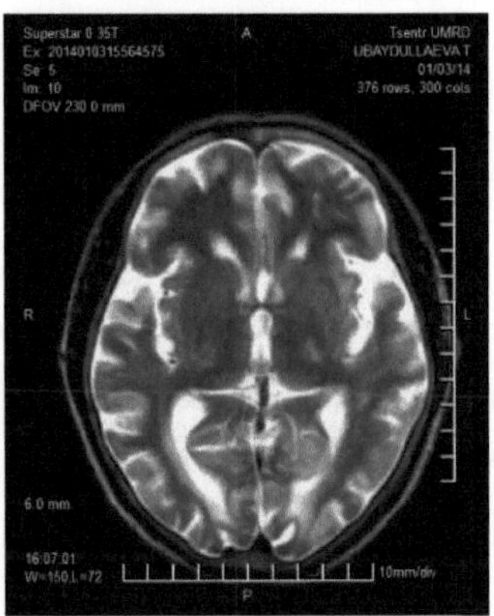

Figura 4.2. Pequenas mudanças multifocais nas estruturas subcorticais do cérebro no modo TIT.

Paciente U.B., 55 anos de idade.

Quadro 4.1

A frequência de alterações focais nos hemisférios cerebrais em pacientes com AD do tipo pré-senílicos

Derrotas de área	Tipo de lesão	O número de vítimas com ferimentos			
		PVWM do lado direito	DWM do lado direito	PVWM à esquerda	DWM à esquerda
Lóbulos frontais	Solitar	2	3	1	1
	Mudanças Focais Múltiplas	2	2	2	2

Lóbulos parietais	Solitar	1	0	1	1
	Mudanças Focais Múltiplas	3	0	1	1
Lóbulos occipitais	Solitar	0	0	1	0
	Mudanças Focais Múltiplas	3	1	1	0

As alterações na matéria branca profunda e periventricular e núcleos subcorticais do lobo frontal, vértice, templo e occipício foram analisadas pelo número de episódios de lesões simples e multifocais. Estes dados são apresentados nos quadros 4.1 e 4.2.

Como se pode ver na Tabela. 4.1, foram detectadas lesões multifocais dos lobos frontais com a mesma frequência tanto à esquerda como à direita, foram detectados focos únicos na matéria branca profunda à direita. Foram observadas lesões profundas de matéria branca no lado esquerdo, enquanto lesões mais focais de matéria branca periventricular foram detectadas nos lobos superiores.

As alterações no tecido cerebral foram principalmente detectadas na matéria branca periventricular.

Quadro 4.2

Frequência das mudanças no subcortex

Tipo de lesão	O número de vítimas com ferimentos	
	À direita	À esquerda
Solitar	1	3
Múltiplos	0	1
Em geral	1	4

Como se pode ver na Tabela. 4.2, se houver um caso de danos, há mais danos no lado esquerdo.

Foi analisada a frequência da ocorrência de lesões focais em função do sexo dos pacientes.

Foram detectadas lesões focais em 9 em cada 30 pessoas. Destas, havia 5 mulheres (16,1% de todas as mulheres com tipo AD pré-senile). Uma lesão em 2 pacientes do sexo masculino (9,5% de todos os pacientes com AD pré-senílicos) e 2 pacientes do sexo feminino (6,5% das mulheres com AD pré-senílicos). As alterações multifocais foram determinadas em uma ou mais zonas de medição em 2 homens (9,5% de todos os homens com AD do tipo pré-senile) e 3 mulheres (9,7% de todas as mulheres com AD do tipo i pré-senile).

Foi analisada a relação com as características clínicas das lesões subcorticais (a gravidade da demência, a hipertensão arterial, a presença de patologia cardíaca, a idade dos pacientes).

Os resultados da análise de correlação são apresentados no Quadro 4.3.

Quadro 4.3

No grupo de pacientes com AD do tipo pré-senile, foi realizada uma avaliação sumativa e características clínicas das estruturas submentais, foi feita uma análise entre a idade dos pacientes, os valores do coeficiente de correlação (r) e o nível de significância (p)

Relacionamentos	*r*	*p*
Idade no momento da lesão e pontuação cumulativa	0.21	0.032
Estágio de demência e quantidade de lesões	0.13	0.19
Presença de hipertensão arterial e avaliação de danos	0.06	0.56

Nota: valores inferiores a p 0,05 são realçados.

Do Quadro 4.3, podemos concluir que não houve correlação significativa entre a pontuação total das estruturas corticais, por um lado, e a gravidade da demência e a presença de hipertensão arterial, por outro lado. Ao mesmo tempo, foi determinada a correlação entre a idade dos pacientes com lesões das estruturas pélvicas. Os resultados da análise da correlação entre a idade e as lesões de cada zona são apresentados no Quadro 4.4.

Como se mostra no Quadro 4.4, existe uma correlação significativa entre a idade do paciente e as lesões da matéria branca paraventricular direita e occipital esquerda. Foi encontrada uma correlação algo fraca (0,05<p<0,1) entre a idade e os danos na matéria branca profunda dos lobos frontais, núcleos esquerdos do hipotálamo, e matéria branca paraventricular do lobo occipital direito. Assim, com uma certeza de 90-95%, pode-se afirmar que os danos na matéria branca profunda dos lobos frontais, a matéria branca profunda paraventricular do occipital está correlacionada com a idade dos pacientes.

Quadro 4.4

Ao analisar a relação entre a idade dos pacientes e a gravidade dos danos em cada uma das áreas do cérebro estudadas, o coeficiente de correlação (r) e os valores do nível de significância (p)

Relações analisadas	*r*	*p*
Idade e lóbulo frontal direito PVWM	0.11	0.24
Idade e lóbulo frontal direito DWM	0.18	0.06
Idade e lóbulo frontal esquerdo PVWM	0.12	0.21
Idade e lóbulo frontal esquerdo DWM	0.16	0.09
Idade e lóbulo parietal direito PVWM	0.19	0.04
Idade e lóbulo parietal direito DWM	0.02	0.77
Idade e lóbulo parietal esquerdo PVWM	0.09	0.35
Idade e lóbulo parietal esquerdo DWM	0.11	0.23
Idade e lóbulo occipital direito PVWM	0.16	0.09
Idade e lobo occipital direito DWM	0.01	0.86
Idade e lobo occipital esquerdo PVWM	0.19	0.04

Idade e lobo occipital esquerdo DWM	-	-
Idade e núcleos subcorticais direitos	0.10	0.26
Idade e núcleos subcorticais de esquerda	0.16	0.08

PVWM - matéria branca periventricular, DWM - matéria branca profunda . rq valor é inferior a 0,05.

Uma análise da relação entre a gravidade da hidrocefalia e a gravidade da demência mostrou que não havia correlação significativa entre a gravidade da hidrocefalia e da hidrocefalia (rq0,036, rq0,71). Ao mesmo tempo, foi encontrada uma correlação significativa entre a gravidade da hidrocefalia e a deficiência cognitiva (rq0.029, rq0.002).

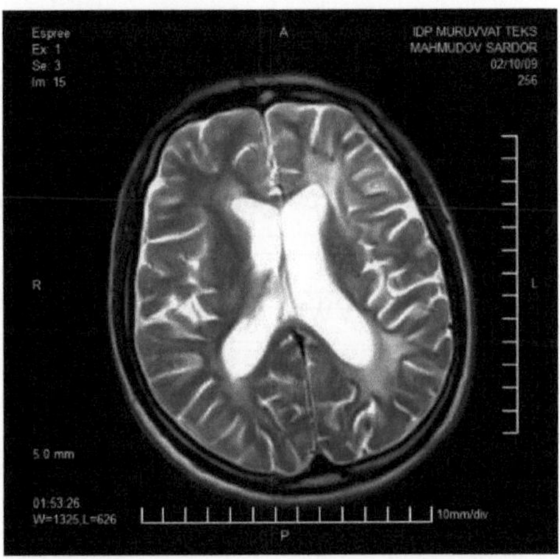

Figura 4.3. Lesões profundas da matéria branca do cérebro, obtidas no modo TIT. Paciente M.S., 62 anos de idade.

O significado do tempo de relaxamento T2 foi determinado em 9 pacientes deste grupo sem lesões focais ou com uma lesão focal fora da área de estudo. Os valores médios das dimensões de relaxamento T2 são apresentados na Tabela 4.5.

Quadro 4.5

Valores médios de relaxamento T2 na matéria branca frontal, centros semiovais e tálamo em pacientes com AD pré-enílico

Áreas	Tempo de relaxamento T2, ms .
Lóbulo frontal direito	77, 76±2.95
Lóbulo frontal esquerdo	77.86±3.41
Centro semi-oval direito	84.29±2.21
Centro semi-oval esquerdo	84.39±2.33
Tálamo direito	74.45±2.61
Tálamo esquerdo	75.68±3.45

Quadro 4.6

Em pacientes com AD pré-senílicos, foi encontrada uma correlação entre o tempo de relaxamento T2 na matéria branca frontal, centros semiovais e tálamo com características tais como idade, demência e r

Área T2 medidas	Idade e hostilidade T2	Significado da fase de demência T2 pelo CDR
Lóbulo rontal direito	0.38	0.806
Lóbulo frontal esquerdo	0.92	0.807
SC direito	0.73	0.12
Esquerda SC	0.13	0.007
Tálamo direito	0.55	0.34
Tálamo esquerdo	0.24	0.92

Como se pode ver no Quadro 4.5, o valor médio e o relaxamento q de T2 nas mesmas áreas dos hemisférios direito e esquerdo do cérebro diferem significativamente . não se sabia. O valor máximo de T2 foi obtido no terço médio das semi- ovais.

Foi realizada uma análise de correlação para determinar a relação entre os tempos de relaxamento e características como a idade e a gravidade da demência. Os resultados obtidos são apresentados no Quadro 4.6.

Do Quadro 4.6, pode-se concluir que a gravidade da demência correlacionada com os tempos de relaxamento T2 frontal com 95% de confiança, não foi encontrada qualquer correlação entre o tempo de relaxamento T2 e a idade.

§ 4.3. Imagem de ressonância magnética no tipo senil da doença de Alzheimer

A RM foi realizada em 24 pacientes de um grupo de 48 pacientes com AD do tipo senil. Apenas hidrocefalia externa e interna foi detectada na ressonância magnética em 8 (33,3%) pacientes.

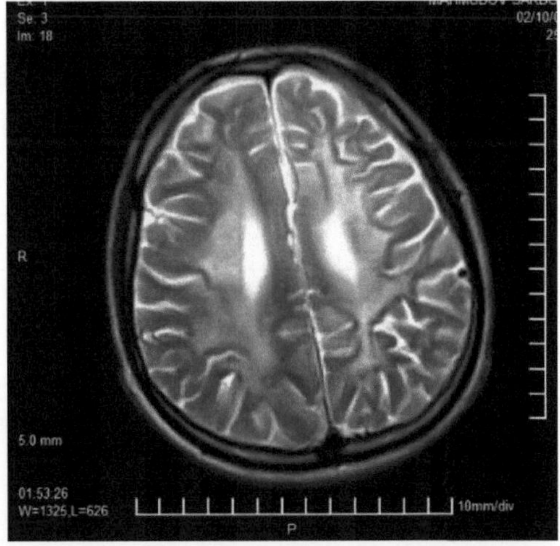

Figura 4.4. Vista da hidrocefalia, formada como resultado da atrofia no processo neurodegenerativo no cérebro, filmada em modo TIT. Paciente R.S., 67 anos de idade.

O valor de QoRs para hidrocefalia foi em média de 29,5±7,3 QoRs no intervalo de 20-50 pontos. A hidrocefalia é mais pronunciada na região temporal, menos na região occipital. A hidrocefalia externa é mais pronunciada do que a hidrocefalia interna.

Nos restantes 16 (66,7%) doentes, a RM revelou sinais de hidrocefalia e danos nas estruturas subcranianas. Nestes pacientes, a hidrocefalia era mais pronunciada na região temporal e menos pronunciada na região occipital. O valor dos indicadores de hidrocefalia foi em média de 28,6±7,5 indicadores na gama de 16-43 pontos.

Quatro pacientes (15%) tiveram pequenas lesões em uma ou mais áreas de estudo. Lesões multifocais de uma ou mais zonas foram detectadas em 11 pacientes (49%).

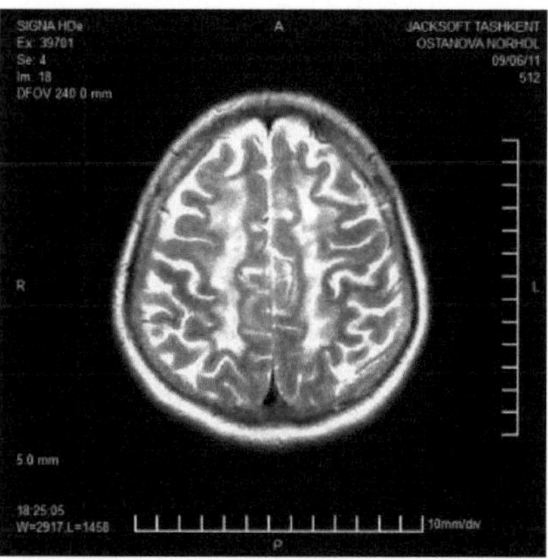

Figura 4.5. Mudanças focais únicas nas estruturas do cérebro, filmadas em modo TIT. S.O. do paciente, 72 anos de idade.

A distribuição das lesões na matéria branca dos lobos frontal, parietal, temporal, occipital e em estruturas subcorticais foi analisada pelo número de casos de lesões focais simples e múltiplas. Os resultados são apresentados nos quadros 4.7 e 4.8.

Quadro 4.7

A frequência de ocorrência de alterações focais nos lobos frontal, parietal e occipital em pacientes com DA do tipo senil.

Área	Tipo de lesão	O número de vítimas com ferimentos			
		PVWM do lado direito	DWM No lado direito	PVWM à esquerda	DWM esquerda
Lóbulos frontais	Solitar	5	6	7	5
	Mudanças Focais Múltiplas	9	10	8	11
Lóbulos parietais	Solitar	8	4	7	4
	Mudanças Focais Múltiplas	9	4	10	4
Lóbulos occipitais	Solitar	5	1	5	1
	Mudanças Focais Múltiplas	7	1	8	0

Quadro 4.8

A frequência de ocorrência de alterações focais nos núcleos subcorticais

Tipo de lesão	O número de pacientes com lesões	
	À direita	esquerda
Solitário	5	4
Múltiplos	3	4
Em geral	8	8

Como se pode ver na Tabela 4.7, foram identificadas lesões mais graves da matéria branca da parte superior da cabeça. As lesões profundas da matéria branca predominaram nos lobos frontais, foram encontradas lesões periventriculares focais pronunciadas da matéria branca nos lobos superior e occipital.

Como mostra a Tabela 4.8, algumas lesões ocorrem à direita e muitas lesões aparecem à esquerda.

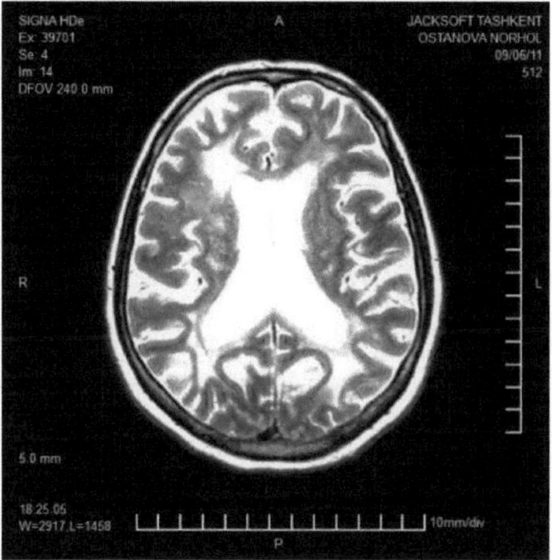

Figura 46. Alterações da matéria branca periventricular nos lobos do pescoço no modo TIT. Paciente O N., 72 anos de idade.

Foi analisada a frequência da ocorrência de lesões focais em função do sexo das vítimas. 9 pacientes com lesões subcorticais eram do sexo feminino (34,6% de todas as mulheres com tipo AD senil), 7 homens (31,8% de todos os homens com tipo AD senil). Um foco foi encontrado em 3 homens (13,7% de todos os homens deste grupo) e 4 mulheres (15,4% de todas as mulheres deste grupo). Foram observadas mudanças multifocais numa ou mais das áreas estudadas em 4 homens (18,2% de todos os homens deste grupo) e 5 mulheres (19,2% de todas as mulheres deste grupo).

Por um lado, foi realizada uma análise de correlação entre lesões de estruturas submentais, por outro lado, dados clínicos (gravidade da demência, hipertensão arterial, patologia cardinal) e idade dos pacientes. Os resultados da análise são apresentados no Quadro 4.9.

Quadro 4.9

Os valores do coeficiente de correlação (r) e do nível de significância (p) na análise da relação entre as características clínicas e a idade dos

pacientes com uma avaliação total dos danos nas estruturas submentais no grupo de pacientes com STAD.

Comunicação analisada	*r*	*p*
Avaliação sumária da idade e das lesões	0.08	0.39
Fases da demência e pontuação de lesão sumária	0.13 5	0.15
Avaliação total da hipertensão arterial e traumas	0.08	0.38

Como se pode ver no Quadro 4.9, não foi encontrada nenhuma correlação significativa entre a soma dos pontos de danos nas estruturas subterrâneas e as características clínicas consideradas, bem como a idade dos pacientes.

Dada a diferença na imagem de RM do tipo senil da DA com o mesmo curso clínico, decidimos dividir os doentes deste grupo de acordo com os sinais radiológicos - danos nas estruturas subcorticais. Foram identificados dois grupos de doentes. Um grupo incluiu pacientes que não sofreram danos nas estruturas subcranianas na RM ou o nível de danos não excedeu três pontos. O segundo grupo incluiu doentes com lesões subcorticais multifocais ou difusas com uma pontuação de dano total superior a três pontos.

No primeiro grupo, foi encontrada uma correlação significativa entre a gravidade da demência e a gravidade da hidrocefalia (r=0,48, p=0,0002).

No segundo grupo de pacientes com lesões multifocais, foi encontrada uma correlação altamente significativa entre a gravidade da demência e o grau de lesão das estruturas cerebrais (r=0,37, p=0,03). Não houve correlação entre a gravidade da demência e a gravidade da hidrocefalia (r=0,19, p=0,26).

Dos pacientes sem lesões focais ou com lesões isoladas fora da área de medição, 8 pacientes tinham um valor de tempo de relaxamento T2. Os valores médios das medições de relaxamento T2 são apresentados na Tabela 4.10.

Quadro 4.10

Principais valores de relaxamento T2 na matéria branca frontal, centros semiovais e tálamo em pacientes com STAD

Área de rastreio	Tempo de relaxamento T2 (ms).
Lóbulo frontal direito	80.51 ± 1.41
Lóbulo frontal esquerdo	80.0 ± 2.83
SC direito	86.37 ± 8.36
SC esquerda	84.76 ± 3.54
tálamo do lado direito	77.89 ± 4.95
Tálamo do lado esquerdo	78.44 ± 3.69

Como se pode ver na Tabela. 4.10, o valor médio nas mesmas áreas do lado esquerdo e direito diferiu ligeiramente. O valor máximo de T2 foi obtido no terço médio dos centros semiovais, o mínimo no tálamo.

Foi realizada uma análise de correlação para determinar a relação entre tais características como a idade do paciente, gravidade da demência, tempo de relaxamento T2 na matéria branca dos lobos frontais, centros semiovais e tálamo. Os resultados obtidos são apresentados no Quadro 4.11.

Como se pode ver na Tabela. 4.11, não foi encontrada uma correlação significativa entre o tempo de relaxamento T2, por um lado, e a gravidade da demência e a idade dos pacientes, por outro lado.

Quadro 4.11

Valores do nível de significância (r) na análise da correlação da matéria branca do córtex frontal, centros semiovais, tempo de

relaxamento T2 no tálamo com características tais como a idade do paciente, a gravidade da demência (estágios de demência de acordo com o CDR) em pacientes com STAD

T2 Área de medição	Idade e hostilidade T2	Valor de gravidade da demência T2
Lóbulo direito do forntal	0.54	0.22
Lóbulo forntal esquerdo	0.31	0.9
SC direito	0.63	0.87
Esquerda SC	0.18	0.8
tálamo do lado direito	0.07	0.23
Tálamo do lado esquerdo	0.05	0.4

§ 4.4. Imagem de ressonância magnética em isquemia cerebral crónica com demência vascular

Os métodos de neuroimagem estrutural são importantes para determinar a natureza vascular da deficiência cognitiva. 28 dos 100 pacientes do 3° grupo foram submetidos a ressonância magnética do cérebro. A expansão dos espaços do hilo e subaracnoideo do LCR foi encontrada em 40,7% dos pacientes com VD. A atrofia pronunciada dos bloqueios posteriores foi observada apenas em 6,6% dos doentes. De acordo com dados de TC e RM, a hidrocefalia interna foi detectada em 84,6% dos doentes com doença de VD. Sabe-se que os processos isquémicos crónicos do cérebro são caracterizados por uma lesão difusa da matéria branca do cérebro, que é definida como leucoaraiose na RM. Pareceu interessante estudar a frequência, localização e tamanho da leucoaraiose em diferentes formas de VD. Estudámos a leucoaraiose na região dos ramos posteriores dos ventrículos laterais, que têm a maior característica de localização, a leucoaraiose supraventricular com a adição de um foco semioval ao processo patológico, a leucoaraiose periventricular subcortical, o afinamento da matéria branca do cérebro em relação ao volume total. Em todos os casos, dividimos as alterações reveladas em tipos moderados e pronunciados com base na medição da área da lesão da matéria branca em certos departamentos. Obtivemos uma área de mais de 25% de lesões de matéria branca ao nível da região coronária, o que corresponde a alterações pronunciadas. A leucoariose na área dos ramos posteriores dos ventrículos laterais foi detectada em 69,2% dos casos, leucoariose moderada - em 44,7% dos casos, leucoariose grave - em 24,5% dos casos.

Quadro 4.12

A incidência de leucoaraiose em torno dos ramos dorsais dos ventrículos laterais do cérebro (%)

Tipo de passagem VD	Média	Limpar	Em geral
nenhum golpe	48.4	42.0	90.4
Cortex	41.7	16.7	58.4
Subcortex	75.0	25.0	100.0
Estratégico	41.7	25.0	66.7
pós-hemorrágica	50.0	16.7	66.7
Mistura	42.9	-	42.9
Controlo	-	16.7	16.7

Como se mostra na tabela. 4.12, vários tipos de leucoaraiosis foram observados perto dos ramos posteriores dos ventrículos direitos em todos os tipos de VD . Foi observado que a leucoaraiose foi diagnosticada em todos os pacientes com VD com um grande número de lesões subcorticais. Ao mesmo tempo, o afinamento difuso da matéria branca na demência sem AVC ocorreu na maioria dos casos (90,4%) e foi seriamente expresso num número de casos (42,4%).

A leucoaraiose supraventricular foi detectada em 31,9% dos doentes com VD (ver Tabela 4.13).

Quadro 4.13

A incidência de leucoaraiose supraventricular (%) em VD em diferentes variantes

Tipo de passagem VD	Média	Limpar	Em geral
nenhum golpe	20.0	16.1	45.1
Cortex	16.7	4.2	20.9
Subcortex	12.5	12.5	25.0
Estratégico	16.7	25.0	41.7
pós-hemorrágica	33.3	16.7	50.0
Mistura	-	-	-
Controlo	-	-	-

Quadro 4.14

A frequência da leucoaraiose subcortical em doentes com VD (%)

Tipo de passagem VD	Média	Limpar	Em geral
nenhum golpe	38.8	45.2	84.0
Cortex	29.2	25.0	54.2
Subcortex	50.0	37.5	87.5
Estratégico	25.0	50.0	75.0
pós-hemorrágica	33.3	33.4	66.7
Mistura	28.6	-	28.6
Controlo	-	16.7	16.7

A leucoaraiose supraventricular era mais comum em VD não asfixiante e em VD pós-hemorrágica. Ao mesmo tempo, a leucoaraiosis supraventricular em VD cortical foi encontrada apenas em 20,9% dos casos.

Noutros grupos, não foi encontrada qualquer diferença significativa na frequência de ocorrência. A leucoaraiose subcortical foi detectada em 66,0% dos doentes com VD (ver Tabela 4.14).

§ 4.5. Análise comparativa de dados de ressonância magnética em doentes com tipos de AD pré-senílicos e senílicos

Foi realizada uma análise comparativa dos resultados obtidos nestes grupos, a fim de determinar as diferenças nas imagens de ressonância magnética em pacientes com tipos de AD pré e senis. Em tabela. 4.15 mostra a frequência da ocorrência de lesões subcorticais em doentes com diferentes tipos de doença.

Quadro 4.15

Distribuição nosológica dos pacientes em função da presença de danos nas estruturas subcorticais

Tipo AD	Número de pacientes					
	Total de Pacientes		Sem danos subcorticais		Com lesões subcorticais	
	abs	%	abs	%	abs	%
PTAD	52	52	33	63.5	19	39.6
STAD	48	48	19	36.5	29	60.4
Em geral	100.0	100.0	52	52	48	48

De acordo com os dados apresentados na tabela. 4.15, com o tipo senil de AD, os danos nas estruturas subsuperficiais ocorreram quase duas vezes mais depressa . A utilização do critério X^2 confirmou o significado estatístico das diferenças na detecção de alterações focais nos tipos de AD pré-senílicos e senis com uma probabilidade de 99% (p=0,003).

Em cada grupo de pacientes examinado, foi comparada a frequência de ocorrência de lesões da coluna vertebral inferior em homens e mulheres. Os resultados são apresentados no quadro 4.16.

Quadro 4.16

AD do tipo presenil e senil em mulheres e homens com a incidência de lesões subcorticais

Tipo AD	Homens		Mulheres	
	abs	%	abs	%
PTAD	5	29.4	13	38.2
STAD	8	66.7	26	63.4

as mulheres eram mais propensas a ter lesões pós-senílicas do tipo pré-senílicos do AD, e nos homens - tipo senil do AD, para determinar o significado estatístico das diferenças nestes valores, foi realizado o método dos intervalos de confiança.

Os valores do intervalo de confiança são 11%+56% para homens com AD pré-senile, 25%+54% para mulheres neste grupo, 45%+81% para homens com AD senil, 52%+72% para mulheres. organizado por este grupo. Assim, a diferença na incidência de lesões focais em homens e mulheres e para ambos os grupos de pacientes não é estatisticamente significativa.

Em doentes com tipos de AD pré-senílicos e senis, analisámos a frequência dos danos na matéria branca do lóbulo frontal, lóbulos parietais e occipitais, e hipotálamo. Os resultados são apresentados na Tabela 4.17.

Como se pode ver na Tabela. 4.17, a frequência de lesões subcorticais em todas as áreas estudadas em doentes com AD do tipo senil era mais elevada do que em doentes com AD do tipo presenil.

Quadro 4.17

A frequência dos danos na matéria branca dos hemisférios e núcleos subcorticais em doentes com tipos de AD pré e senis

Derrotas de área		Número de pacientes	
		PTAD	STAD
Lóbulo frontal	PVWM	7	29
	DWM	8	36
Lóbulo parietal	PVWM	12	43
	DWM	2	15
Lóbulo occipital	PVWM	10	25
	DWM	1	3
Núcleos subcorticais		5	16

PVWM - matéria branca periventricular, DWM - matéria branca profunda.

Como se pode ver no gráfico, em ambos os grupos de pacientes, a matéria branca periventricular dos lobos parietais, a matéria branca profunda dos lobos frontais, e a lesão periventricular da matéria branca dos lobos occipitais foram mais frequentemente detectadas.

Foi realizada uma comparação comparativa dos resultados da análise de correlação entre os dados da RM (hidrocefalia e lesões subcranianas) e as características clínicas e idade dos pacientes com tipos de AD pré e senil (ver Quadro 4.18).

De acordo com os dados constantes da tabela. 4.18, foi encontrada uma correlação significativa entre a gravidade da demência e a gravidade da hidrocefalia em ambos os grupos de pacientes. A relação das lesões subcorticais com a idade e a presença de patologia cardíaca foi observada apenas em doentes com AD do tipo pré-cortical. Não foi estabelecida uma associação entre a hipertensão arterial, a gravidade da demência e o envolvimento da hipófise em nenhum dos grupos.

Quadro 4.18

Dados sobre a correlação dos sinais clínicos e idade dos pacientes com os dados da RM (fases de hidrocefalia, lesões subcranianas) em pacientes com AD pré e senil (p<0,05)

Comunicação analisada	correlações (p <0.05)	
	PTAD	STAD
Avaliação sumária da idade e das lesões	SIM	NÃO
Fases da demência e pontuação de lesão sumária	NÃO	NÃO
Avaliação combinada de hipertensão e lesão	NÃO	NÃO

relaxamento de T2 e tom q na matéria branca do lobo frontal, centros semiovais, tálamo, os seus valores médios eram mais elevados em doentes com AD do tipo senil. A significância estatística das diferenças reveladas foi analisada utilizando o teste Wilkinson q. Os resultados são mostrados na Tabela 4.19.

Como se mostra na tabela. 4.19, o tempo de relaxamento T2 na matéria branca frontal e tálamo em pacientes com tipos de AD pré-enílicos e senis diferem com uma probabilidade de 95%. A comparação dos resultados da análise de correlação entre a gravidade da demência, a idade dos pacientes e a magnitude do tempo de relaxamento foi levada a cabo. Os resultados obtidos são apresentados no Quadro 4.20.

Quadro 4.19

Em pacientes com AD do tipo pré-senil e senil, o nível de significância (p) na análise do tempo de relaxamento T2 com a matéria branca da região frontal, centros semiovais, tálamo (critério Wilconson)

T2 Área de medição	p
Lóbulo direito do forntal	*0.0002*
Lóbulo forntal esquerdo	*0.015*
SC direito	0.06
Esquerda SC	0.12
tálamo do lado direito	0.008
Tálamo do lado esquerdo	0.033

Nota: foram tidos em conta valores com p inferior a 0,05.

Quadro 4.20

Em pacientes com tipos de AD pré e senis, existe uma correlação significativa (p<0,05) entre os valores do tempo de relaxamento na matéria branca dos lobos frontais, centros semiovais e tálamo.

Relacionamentos	correlação significativa (p <0,05)	
	Presenile tipo AD	Tipo senil AD
Demência T2 nos lobos intracraniano e frontal	Sim	Não
Demência em palco e esquerda SC T2	Não	Não
Estágio da demência e SC T2 direito	Sim	Não
Estágio da demência e T2 no tálamo	Sim	Não

Com base nos dados apresentados na tabela. 4.20, no grupo de pacientes com AD do tipo pré-senílicos, foi encontrada uma correlação entre a gravidade da demência e o tempo de relaxamento T2 dos lobos frontais e o centro semi-oval direito. No tipo senil do AD, não houve correlação significativa entre o tempo T2 e a gravidade da demência nas áreas estudadas.

Em suma, é aconselhável utilizar a RM do cérebro, que é uma técnica de neuroimagem, com métodos clínicos, neurológicos, neuropsicológicos e laboratoriais. Como resultado da aplicação complexa deste método, torna-se possível diferenciar o processo neurodegenerativo no cérebro da demência vascular. Isto torna possível determinar a causa das perturbações cognitivas em pacientes que se queixam de perturbações cognitivas. Ao examinar, é muito importante levar a cabo o método correcto de tratamento e a reabilitação atempada dos pacientes, levar pacientes com AD para controlo dispendioso com UAS.

CAPÍTULO V. AVALIAÇÃO DOS RESULTADOS DOS EXAMES LABORATORIAIS E DOS PRINCÍPIOS DO TRATAMENTO MODERNO DOS DOENTES COM ISQUEMIA CEREBRAL CRÓNICA COM DOENÇA DE ALZHEIMER E DEMÊNCIA VASCULAR

AD é uma lesão neurodegenerativa progressiva com características clínicas e patomorfológicas, características individuais do curso e gravidade dos sintomas, bem como numerosos mecanismos etiopatogenéticos sobrepostos. A etiologia desta lesão não é totalmente compreendida. Uma série de investigadores supõem que factores de risco acrescidos, incluindo idade avançada, lipoproteína epsilon E4, obesidade, resistência à insulina, factores vasculares, dislipidemia, hipertensão, e marcadores de inflamação [70, 100], são vários dos O. Com a idade, fisiopatológica uma cadeia que leva ao desenvolvimento de patologia do tipo Alzheimer e demência. A nível microscópico, a patologia anatómica do AD inclui emaranhados neurofibrilares (NFK), placas senis (SP), atrofia cerebrocortical que se desenvolve nas áreas mediais e associativas do lobo temporal. NFT e SP foram descritas por A. Alzheimer em 1907 [62]. Actualmente, são considerados como sintomas universais da doença. Embora NFT e SP sejam sintomas característicos da AD, não são patognomónicos para esta doença. NFK e SP também podem ser observados no envelhecimento normal. Por conseguinte, a presença destas lesões é insuficiente para o diagnóstico da doença de AD.

Os conceitos actuais de AD baseiam-se em alterações biológicas graduais (latentes) que parecem começar décadas antes do aparecimento dos sintomas. Actualmente, é dada grande importância a potenciais biomarcadores que permitam a identificação de alterações biológicas [181]. Estudos recentes da Iniciativa de Neuroimagem de Alzheimer (ADNI) identificaram características da doença de Alzheimer que podem prever o desenvolvimento da doença de Alzheimer durante um período de 5 anos em doentes com ligeira deficiência cognitiva (ICM) utilizando a PA no líquido cefalorraquidiano e com base na medição de tau fosforilado [189]. É de salientar que uma característica distintiva (assinatura) é detectada em mais de um terço dos sujeitos cognitivamente normais, o que sugere que .

Outros biomarcadores permitem-nos avaliar disfunção sináptica usando tomografia por emissão de pósitrões, degeneração cerebral regional usando imagens estruturais computorizadas ou de ressonância magnética, alterações na actividade cerebral regional usando métodos de neuroimagem funcional, bem como alterações regionais na perfusão cerebral. Além disso, é relevante estudar as características neuropsicológicas da disfunção cognitiva precoce, vários marcadores genéticos, e muitas outras alterações bioquímicas no líquido cefalorraquidiano [95]. Estudos como a Iniciativa de Neuroimagem de Alzheimer (ADNI), a Imagiologia Australiana, o Biomarcador, o Estudo da Bandeira do Envelhecimento (AIBL), e o trabalho global chamado World Wide ADNI fornecem não só o diagnóstico precoce, mas também informações sobre a base patológica do envelhecimento. . biomarcadores foram identificados para ajudar a determinar a terapia apropriada. Como resultado destes estudos, as ideias sobre a doença aprofundaram-se significativamente, foram desenvolvidos novos critérios de diagnóstico que reflectem a visão moderna do problema. Sem dúvida, na longa fase pré-clínica, os biomarcadores podem ser uma importante fonte de informação sobre eventos moleculares conducentes à AD e, consequentemente, representar novos alvos terapêuticos [166, 203].

Até à data, nenhum dos biomarcadores conhecidos pode ser um factor decisivo no diagnóstico da doença de Alzheimer quando usado independentemente na clínica. Isto deve-se principalmente ao facto de certos biomarcadores associados à passagem da doença de Alzheimer também serem detectados noutras patologias do sistema nervoso. Por conseguinte, o estudo levantou a hipótese da utilização de biomarcadores importantes para diagnóstico precoce, monitorização da eficácia da terapia e identificação de grupos de risco na doença de Alzheimer. A essência da hipótese era determinar o sulfato de desidroepiandrosterona (DHEA-s) em pacientes e atribuir pacientes ao grupo de risco para o desenvolvimento da AD. Começámos a desenvolver esta hipótese com dados de investigação actuais que fornecem um modelo para a patogénese da AD que também pode ser utilizado para potenciais abordagens terapêuticas.

A dehidroepiandrosterona e a sua forma sulfatada DHEA-s são andrógenos fracos produzidos pelas glândulas supra-renais. No sangue, o sulfato de desidroepiandrosterona tem uma concentração 300 vezes superior à concentração de desidroepiandrosterona, uma semi-vida longa e uma estabilidade elevada, o que permite a sua utilização como marcador da actividade androgénica das glândulas supra-renais. A quantidade de sulfato de desidroepiandrosterona no corpo excede significativamente a quantidade de outras hormonas esteróides, incluindo glucocorticóides, mesmo nas suas concentrações máximas sob stress. O sulfato de desidroepiandrosterona tem muitos efeitos biológicos: é convertido em testosterona ou estrogénios nos tecidos periféricos, participa na resposta imunitária, exibe propriedades neurosteróides, e afecta o estado do miocárdio. Uma função importante do DHEA-s é que podem melhorar o perfil lipídico na aterosclerose induzida experimentalmente em animais. Quando o DHEA-s foi administrado a animais com níveis elevados de colesterol total e lipoproteína de baixa densidade (LDL), observou-se uma diminuição dramática do colesterol total e da LLD, resultando numa diminuição da aterogenicidade. Alguns investigadores relatam uma correlação entre o efeito terapêutico do DHEA na diabetes e na obesidade [29]. Com a idade, a produção de desidroepiandrosterona e, consequentemente, de outras hormonas, diminui continuamente. O nível mais elevado de desidroepiandrosterona no organismo corresponde à idade de 20 anos, e aos 70 anos diminui 90%. Este processo está intimamente relacionado com o envelhecimento do corpo humano. Os níveis de DHEA diminuem mais lentamente nas mulheres, o que pode ajudar a explicar porque é que as mulheres vivem mais tempo [116]. DHEA-s (e DGEA) estão presentes nos tecidos cerebrais e são classificados como neurosteróides . A quantidade de DHEA em circulação e, consequentemente, a diminuição da quantidade de DHEA-s cortisol está associada a distúrbios do MLT, tais como depressão, perturbações da memória, síndrome de fadiga crónica, AD. Há evidências de que o DHEA-s tem um efeito pronunciado em várias funções do SNC, incluindo a melhoria da memória e da função cognitiva, reduzindo a depressão e melhorando o humor. O DGEA-c tem demonstrado ser melhor absorvido pelo tecido neural em comparação com outros tecidos. Há evidências de que esta hormona pode ser sintetizada de novo no cérebro e que o DHEA afecta o sistema imunitário [202]. O efeito do DHEA-s está relacionado com o seu efeito na produção do factor de crescimento, ganho de massa muscular e activação do sistema imunitário. Isto leva a uma melhoria na qualidade de vida de homens e mulheres mais velhos. A actividade física regular pode manter os níveis de DHEA-s elevados e preservar a massa muscular nos homens mais velhos. Baixas concentrações de DHEA são frequentemente detectadas em estados AD e depressivos, e a terapia de substituição tem um efeito positivo sobre a condição do paciente [200].

Assim, graças à análise de fontes da literatura moderna, um novo biomarcador de diagnóstico para a detecção precoce do sulfato de AD - desidroepiandrosterona (DHEA-s) no estudo permitiu detectar eficazmente alterações patológicas no SNC e pode ser utilizado para a prevenção e identificação de grupos de risco. com demência nos idosos.

Foram seleccionados para o estudo 134 pacientes com diagnóstico do tipo pré-senil (n=32), tipo senil (n=33) e isquemia cerebral crónica (n=69) e 20 controlos saudáveis.

A tabela 5.1 apresenta os resultados da determinação dos biomarcadores por imunoensaio enzimático no soro sanguíneo dos indivíduos com PTAD, STAD, SIM e o grupo de controlo.

Como resultado da oxidação do soro sanguíneo para determinar a quantidade de DHEA, foi observado um aumento acentuado na quantidade de DHEA no terceiro grupo e nos grupos de controlo, enquanto a quantidade de DHEA permaneceu inalterada ou ligeiramente alterada no soro sanguíneo dos doentes com AD. . Os nossos resultados mostraram que o teste de oxidação do sangue com DHEA pode ser utilizado nas fases iniciais do diagnóstico da AD e da monitorização do seu desenvolvimento.

Quadro 5.1

Resultados da detecção de biomarcadores em sujeitos (n = 154)

Grupo	Dehydroepianderosteron sulfato (DHEA-s), µmol /l	
	antes da oxidação	após a oxidação
1 grupo (n =32)	2.13±0.12	2, 41 ±0.1 5
2 grupo (n =33)	1.81±0.16	1.97±0.16
3 grupo (n =69)	2, 38 ±0.19	3, 90 ±0.2 3
Grupo de controlo (n =20)	3.05±0.08	5.64±0.12

No primeiro grupo (n=32) em 5 (16%) doentes, os resultados da análise média não confirmaram o diagnóstico de AD, e o DHEA antes da oxidação foi de 2,3±0,28 µmol/l, após a oxidação - 3,28. ±0,51 µmol/l mostrou k. Estes indicadores indicaram que as perturbações cognitivas têm etiologias diferentes. Em 27 (84%) doentes, a quantidade média de DHEA antes da oxidação era de 2,13±0,13 μmol/l, depois da oxidação era de 2,29±0,13 μmol/l. Estes indicadores confirmam o diagnóstico da AD, e os resultados do nosso estudo mostraram a viabilidade da utilização deste teste no diagnóstico precoce da AD e para melhorar a eficácia do tratamento.

No segundo grupo, foram determinados biomarcadores no soro sanguíneo de 33 pacientes, e os resultados da análise confirmaram AD: a quantidade média de DHEA antes da oxidação foi de 1,81±0,16 μmol/l, após a oxidação - 1,97±0,16 μmol/l. .

No terceiro grupo (n=69) em 60 (87%) doentes, a média dos resultados da análise da quantidade de DHEA foi de 2,59±0,23 μmol/l antes da oxidação, 4,34±0,24 μmol/l após a oxidação; em 9 (13%) doentes, a média dos resultados da análise mostrou que o DHEA foi de 1,40±0,20 μmol/l antes da oxidação e 1,53±0,19 μmol/l após a oxidação. Em particular, no 3º grupo, os resultados da análise mostraram alterações específicas do AD em 9 (13%) doentes. Estes números indicam a eficácia da utilização integrada do método laboratorial no diagnóstico e tratamento dos doentes.

O biomarcador utilizado no estudo mostrou a capacidade de diferenciar o processo patológico em função do desenvolvimento de processos neurodegenerativos. Um aumento acentuado da quantidade de DHEA-s no soro sanguíneo dos pacientes por 2-3 vezes indicou o desenvolvimento de isquemia cerebral crónica no paciente. Esta situação permite ajustar o efeito terapêutico em caso de manifestações clínicas concomitantes, monitorizar o curso do tratamento ou realizar medidas preventivas tendo em conta a idade ou a carga genética em casos assintomáticos, dividindo o paciente num grupo de risco para o desenvolvimento de AD.

A ausência de alterações significativas no nível de DHEA-s no soro sanguíneo dos doentes com AD desenvolvidos foi revelada. Neste grupo de doentes, o biomarcador utilizado no estudo tornou possível aumentar a eficácia do tratamento devido à individualização da abordagem terapêutica, juntamente com a monitorização e o exame clínico.

O estudo também comparou valores de DHEA-s com escalas neuropsicológicas (Khachinsiki, MMSE, CDR, GDS) em grupos de doentes.

A utilização da escala de Khachinsky na neurologia é um método de objectivação de indicadores subjectivos a fim de padronizar a avaliação do estado geral e neurológico do paciente, avaliar a dinâmica da recuperação de funções individuais ou os resultados de medidas terapêuticas e programas de reabilitação num determinado paciente.

A escala de isquemia de Khachinsky inclui critérios que permitem avaliar o estado do paciente e fazer um diagnóstico diferencial da etiologia do processo patológico. Na escala de Khachinsky, uma pontuação de mais de 7 pontos indica uma causa vascular da demência, uma pontuação de 4 e inferior não confirma a etiologia vascular do processo; uma pontuação de 4-7 não identifica a causa provável da demência.

Características importantes da escala isquémica de Khachinsky que distinguem a demência multifactorial da AD são o início agudo, a progressão gradual e o curso flutuante da doença, um historial de hipertensão arterial, AVC, e sintomas neurológicos focais.

A escala isquémica de Khachinsky ajuda a diferenciar a demência multifactorial da AD, mas o seu valor no diagnóstico de formas de demência vascular não-costomiais, bem como de demência mista, é baixo. Com esta escala, apenas uma variante da demência vascular, a demência multifactorial, pode ser diagnosticada com uma precisão relativamente elevada.

O resultado da detecção de DHEA-s em doentes do 1° grupo mostrou que os resultados da análise em 3,5% dos doentes que caem na "zona cinzenta" (na escala de 4 a 7 pontos na escala de Khachinsky) são consistentes com os resultados da análise. em doentes com AD mostrou: a diferença entre a quantidade de DHEA-s antes e depois da oxidação é inferior a 1,0 μmol/l (em doentes com processos patológicos do cérebro de etiologia vascular, a análise qO- análise é a diferença entre a quantidade de DHEA-s antes e depois da oxidação). depois da oxidação por 1,0 μmol/l mais de l). Assim, a diferença nos resultados da análise entre grupos é suficiente, pelo que os pacientes que se encontram na "zona cinzenta" do grupo 1 podem ser adicionados às fileiras de pacientes com AD (ver Tabela 5.2).

Quadro 5.2

Os resultados da determinação de DHEA-s segundo a escala de Khachinsky bD, expressos em vários pontos, no grupo de doentes com doença de Alzheimer pré-nil (n=32)

DHEA-s, μmol/l	Pontuações na escala de Khachinsky			
	<4	4-7	>7	Em geral
Número de pacientes	n=25	n=7	-	n=32
antes da oxidação	2.15±0.14	2.06±0.26	-	2.13 ± 0.12
após a oxidação	2.46±0.18	2.24±0.27	-	2.41 ± 0.15

No 2º grupo, 8 (4%) pacientes entraram na "zona cinzenta" de acordo com a pontuação. Os valores de DHEA-s destes pacientes correspondiam também aos valores da análise dos pacientes com AD. Mais especificamente, a utilização do método biomarcador com a escala de Khachinsky ajuda a dividir os pacientes em grupos quando a causa do processo neurodegenerativo se torna abstracta, e também ajuda a diagnosticar uma patologia específica baseada em resultados biomarcadores (ver Tabela 5.3).

Quadro 5.3

Os resultados da determinação de DHEA-s segundo a escala de Khachinsky bD, expressos em vários pontos, no grupo de doentes com doença de Alzheimer senil (n=33)

DHEA-s, µmol/l	Pontuações na escala de Khachinsky			
	<4	4-7	>7	Em geral
Número de pacientes	n=25	n=8	-	n=33
antes da oxidação	1.91 ± 0.20	1.50±0.26	-	1.81 ± 0.16
após a oxidação	2.07 ±0.20	2.36±0.25	-	2.14 ± 0.16

No 3º grupo, a escala de Khachinsky era superior a 7 pontos (média 10,9±0,14). No entanto, em 16 (23%) doentes, os resultados do DHEA não corresponderam à escala de Khachinsky. Destes, em 9 (13%) pacientes, os valores de DHEA-s corresponderam a valores de AD, e em 7 (10%) pacientes, os valores de DHEA-s foram inferiores aos valores senis normais (ver Tabela 5.4).

Pode-se ver que 53 (77%) pacientes do 3º grupo podem sem dúvida ser atribuídos ao número de pacientes com patologia neurodegenerativa vascular. 9 (13%) pacientes do 3º grupo podem ser atribuídos ao número de pacientes com AD, e 7 (10%) pacientes com um processo de envelhecimento normal. Os resultados mostram que sem determinar a causa do processo neurodegenerativo na escala de Khachinsky, a determinação dos resultados dos parâmetros laboratoriais em conjunto com esta escala mostra uma elevada eficiência.

No estudo, juntamente com a determinação de pontos na escala b de Khachinsky, a eficácia do uso de DHEA é determinada por um grande número de pacientes que caíram na "zona cinzenta" da escala (4-7 pontos) e a causa da patologia neurodegenerativa é difícil de determinar.

Quadro 5.4

Os resultados da determinação de DHEA-s de acordo com a escala de Khachinsky em várias pontuações no grupo de pacientes com isquemia cerebral crónica (n=69)

DHEA-s, μmol/l		Pontuações na escala de Khachinsky			
		<4	4-7	>7	Em geral
Número de pacientes		-	-	n=53	n=53
DHEA-s, μmol/l	Antes de	-	-	2.59±0.23	2.59±0.23
	Depois de	-	-	4.34±0.24	4.34±0.24
Número de pacientes		-	-	n=9	n=9
DHEA-s, μmol/l	Antes de	-	-	1.40±0.20	1.40±0.20
	Depois de	-	-	1.53±0.19	1.53±0.19
Número de pacientes		-	-	n=7	n=7
DHEA-s, μmol/l	Antes de	-	-	2.11±0.57	2.11±0.57
	Depois de	-	-	3.67±0.75	3.67±0.75
Número de pacientes		-	-	n=69	n=69
DHEA-s, μmol/l	Antes de	-	-	2.38±0.19	2.38±0.19
	Depois de	-	-	3.90±0.23	3.90±0.23

A percentagem destes doentes no nosso estudo foi de 7,5% em grupos diagnosticados com PTAD e STAD. Além disso, para determinar a exactidão do diagnóstico da demência vascular na escala de Khachinsky, a eficácia de uma análise comparativa com os resultados dos parâmetros laboratoriais é elevada, o que aumenta a exactidão da determinação da causa da demência (ver Tabelas 5.2, 5.3 e 5.4).

Assim, o uso de DHEA em pacientes com patologia neurodegenerativa aumenta a eficiência e o valor diagnóstico da utilização da escala de Khachinsky.

O estudo utilizou os seguintes métodos para detectar (rastreio) possíveis deficiências cognitivas, incluindo demência: mini teste de estado mental (MMSE), escala de classificação clínica da demência (CDR) [102], Escala de Deterioração Global (GDS) [174].

A técnica MMSE é concebida para determinar as capacidades cognitivas de uma pessoa em termos dos seguintes parâmetros: orientação no tempo, orientação no lugar, percepção, concentração da atenção, memória, funções da fala. Neste teste, pode obter uma pontuação máxima de 30 pontos, o que corresponde a capacidades cognitivas elevadas. De acordo com vários estudos, os resultados do teste podem ter os seguintes valores: 28-30 pontos - nenhuma deficiência cognitiva; 24-27 pontos - perturbações cognitivas leves (pré-demência); 20-23 pontos - demência leve; 11-19 pontos - demência de gravidade moderada; 0-10 pontos - demência grave. A sensibilidade diagnóstica deste método não é absoluta, mas sim selectiva. A sensibilidade deste teste é baixa principalmente nas demências causadas por danos nas estruturas subcorticais e nas demências causadas por danos nos lobos frontais do cérebro (ver Quadro 5.5).

O quadro 5.5 mostra que os pacientes de cada grupo foram atribuídos a um tipo específico de demência com base nas alterações observadas. O quadro mostra os valores médios do complexo de biomarcadores no soro sanguíneo dos pacientes destes grupos com disfunção cognitiva.

A Clinical Dementia Rating Scale (CDR) é uma escala que descreve 5 fases de incapacidade cognitiva, desde a demência leve até à demência grave. Para cada etapa, são descritos os sintomas característicos de cada círculo: memória, orientação, pensamento, interacção na sociedade, comportamento e interesses em casa, autocuidado. Uma pontuação total de 0 pontos corresponde à deficiência cognitiva leve ou ligeira, 0,5 pontos à deficiência cognitiva moderada, 1 ponto à demência leve, 2 pontos à demência moderada, e 3 pontos à demência grave e corresponde à demência (ver Quadro 5.6).

Quadro 5.5

Os resultados da determinação de DHEA-s em grupos de doentes com diferentes graus de gravidade na escala MMSE (n=135)

Grupos de doentes	pontos	DHEA-s, μmol / l	
		antes da oxidação	após a oxidação
PTAD (n = 32)	24-27 pontos	-	-
	20-23 pontos (n =1)	1.90	2.0
	11-19 pontos (n = 13)	2.20±0.17	2.35±0.15
	0 - 10 pontos (n = 18)	2.09±0.18	2.48±0.25
STAD (n = 33)	24-27 pontos	-	-
	20-23 pontos	-	-
	11-19 pontos (n = 13)	1.54 ± 0.2 3	1.68 ± 0.2 4
	0 - 10 pontos (n = 20)	1.91 ± 0.2 3	2.08±0.2 3
CCI (n = 69)	24-27 pontos (n = 3)	3.63±1.44	5.67±1.22
	20-23 pontos (n = 14)	3.0±0.41	4.61±0.47

	11-19 pontos (n = 33)	2.30±0.26	3.74±0.34
	0 - 10 pontos (n = 19)	1.88±0.35	3.39±0.40

A Escala de Desordem Geral (GDS) descreve sete fases consecutivas de incapacidade cognitiva, que vão desde uma ligeira incapacidade cognitiva até uma demência grave. A desvantagem desta escala é que ela está rigidamente ligada à clínica AD. Os sintomas descritos nesta escala são específicos apenas da doença de Alzheimer (ver Quadro 5.7).

Quadro 5.6

Os resultados da determinação de DHEA-s em pacientes com diferentes graus de gravidade na escala do CDR (n=135)

Grupo	pontos	DHEA-s, μmol /l	
		antes da oxidação	após a oxidação
PTAD (n = 32)	CDR -0.5	-	-
	CDR- 1 (n =8)	2.40±0.18	2.50±0.17
	CDR- 2 (n = 13)	2.29±0.17	2.68±0.27
	CDR- 3 (n =11)	1.74±0.23	2.04±0.26
STAD (n=33)	CDR -0.5	-	-
	CDR- 1	-	-
	CDR- 2 (n = 13)	1.54±0.23	1.68±0.24

	CDR- 3 (n =20)	1.91±0.23	2.08±0.23
CCI (n=69)	CDR -0,5 (n=2)	2.35±1.15	4.5±0.6
	CDR- 1 (n =15)	3.41±0.44	5.03±0.51
	CDR- 2 (n =33)	2.21±0.25	3.65±0.33
	CDR- 3 (n =19)	1.88±0.35	3.39±0.40

Também, durante o estudo, o valor médio da expressão de DHEA-s e o coeficiente de correlação foram determinados em grupos de pacientes com diferentes graus de severidade de pontuação em escalas neuropsicológicas (Khachinsky, MMSE, CDR, GDS) (ver tabelas 5.8, 5.9, 5.10). No decurso do nosso trabalho, os resultados da aplicação dos métodos acima mencionados, juntamente com a determinação dos DHEAs, foram destacados.

Quadro 5.7

Os resultados da determinação de DHEA-s no grupo de pacientes com diferentes graus de gravidade na escala de GDS (n=135)

Guru x -s	DHEA-s, µmol / l	Etapas de acordo com GDS					
		Perturbações cognitivas subjectivas	Deficiência cognitiva muito ligeira	Diminuição cognitiva ligeira	Deficiência cognitiva moderada	Deficiência cognitiva moderadamente	Grave deficiência cognitiva

Número de pacientes (n)		-	n=1	n=5	n=8	n=9	n=9
PTAD (n = 32)	Antes de	-	1.9	2.18±0.35	2.21±0.18	2.13±0.26	2.04±0.27
	Depois de	-	2.0	2.28±0.31	2.39±0.17	2.27±0.28	2.7±0.42
Número de pacientes (n)		-	-	-	n=6	n=10	n=1 7
STAD (n = 33)	Antes de	-	-	-	1.92±0.32	1.43±0.21	1.88±0.27
	Depois de	-	-	-	2.02±0.33	1.61±0.20	2.04±0.28
Número de pacientes (n)		n=6	n=13	n=24	n=7	n=12	n=7
CCI (n = 69)	Antes de		3.13±0.42	2.32±0.34	2.14±0.34	1.63±0.31	2.31±0.8
	Depois de		4.85±0.49	3.76±0.43	3.41±0.61	3.38±0.39	3.40±0.89

O quadro 5.8 mostra os coeficientes de correlação dos resultados do DHEA com a escala de Khachinsky, expressos em diferentes pontuações em cada grupo . Como se pode ver nesta tabela, a correlação do DHEA-s nos grupos identificados de acordo com a escala de Khachinsky não foi revelada. Também é evidente a exactidão dos coeficientes de correlação do DHEA-s e o seu elevado nível de eficácia na exibição dos resultados desta doença. Portanto, determinámos a correlação da escala de Khachinsky com pontuações e resultados de DHEA-s em pacientes em geral (n=134) (ver Tabela 5.9).

Quadro 5.9

Correlação no grupo de pacientes com diferentes pontuações com DHEA-s na escala de Khachinsky (n=134)

Patient groups	**Group 1 (PTAD)**												**Group 2 (STAD)**			
Number of patients	n=5				n=27				n=32				n=33			
Distribution of patients	<4 (n=4)	4-7 (n=1)	>7	Жами	<4 (n=21)	4-7 (n=6)	>7	Жами	<4 (n=25)	4-7 (n=7)	>7	Жами	<4 (n=25)	4-7 (n=8)	>7	Жами
Before oxidation	0,10	-	-	-0,29	-0,29	0,59	-	-0,08	-0,23	0,39	-	-0,10	0,01	0,66	-	-0,11
After oxidation	-0,99	-	-	-0,82	-0,32	0,53	-	-0,09	-0,36	0,39	-	-0,22	0,01	-0,05	-	0,11
Patient groups	**Group 3 (CCI)**															
Number of patients	n=53				n=9				n=7				n=69			
Distribution of patients	<4	4-7	>7 (n=53)	Жами	<4	4-7	>7 (n=9)	Жами	<4	4-7	>7 (n=7)	Жами	<4	4-7	>7 (n=69)	Жами
Before oxidation	-	-	-0,08	-0,08	-	-	-0,41	-0,41	-	-	-0,28	-0,28	-	-	-0,10	-0,10
After oxidation	-	-	-0,03	-0,03	-	-	-0,45	-0,45	-	-	-0,24	-0,24	-	-	-0,07	-0,07

Nota:p<0,05

Quadro 5.9

A relação da escala de Khachinsky com DHEA-s em pacientes com em geral com diferentes graus de severidade para (n=134)

DHEA-s, μmol /l	**Pontuações na escala de Khachinsky**			
	<4	4-7	>7	Em geral
Número de pacientes	n=50	n=15	n=69	n = 134
Antes da oxidação		0.51	-0.10	0.12
Após a oxidação	-0.01	0.48	-0.07	0.45
Diferença entre antes da oxidação e depois da oxidação	-0.04	-0.27	0.05	0.71

Da Mesa. 5.9 pode-se ver que as pontuações na escala de Khachinsky têm uma correlação positiva com os indicadores da quantidade de DHEA-s antes e depois da oxidação. Mais precisamente, com uma pontuação elevada na escala de Khachinsky, a diferença entre os valores pré e pós-oxidação de DHEA-s mostra um resultado elevado, ou seja, se o paciente tiver demência vascular, a quantidade de DHEA-s-s aumenta.

Além disso, foi estudada a correlação do DHEA-s com as escalas MMSE, CDR, e GDS. A tabela 5.10 apresenta os valores do coeficiente de correlação dos resultados da determinação de DHEA-s em grupos de pacientes com diferentes níveis de pontuação nas escalas MMSE, CDR e GDS b0.

Assim, o uso de DHEA-s no nosso estudo, juntamente com os métodos de MMSE, CDR, e GDS, permite-nos diferenciar de forma fiável a isquemia cerebral crónica, fases iniciais da DA e DA quando os testes são difíceis.

Tabela 5.10

Correlação das escalas MMSE, CDR e GDS com DHEA-s em grupos de pacientes com diferentes pontuações (n=134)

Grupos de doentes	pontos	DHEA-s, µmol /l	
		antes da oxidação	após a oxidação
Escala MMSE			
PTAD (n = 32)	24-27 pontos	-	-
	20-23 pontos (n = 1)	-	-
	11 - 19 pontos (n = 13)	0	-0.04
	0 - 10 pontos (n = 18)	-0.29	-0.02
	Globalmente (n = 32)	-0.07	-0.11
STAD (n = 33)	24-27 pontos	-	-
	20-23 pontos	-	-
	11 - 19 pontos (n = 13)	-0.04	-0.15
	0 - 10 pontos (n = 20)	0.20	0.24
	Total (n = 33)	-0.15	0.03
CCI (n = 69)	24-27 pontos (n = 3)	0.84	-0.73
	20-23 pontos (n = 14)	0.09	0.10
	11-19 pontos (n = 33)	-0.04	-0.15
	0 - 10 pontos (n = 19)	-0.13	-0.02
	Total (n = 69)	0.26	0.04
Escala CDR			
PTAD (n=32)		-0.39	-0.23
STAD (n=33)		0.17	0.14
CCI (n=69)		-0.31	-0.29

Escala GDS		
PTAD (n=32)	-0.05	0.17
STAD (n=33)	0.15	0.13
CCI (n=69)	-0.24	-0.19

Os melhores resultados no tratamento das perturbações cognitivas são obtidos quando esta patologia é detectada nas fases que precedem a demência. O biomarcador que utilizámos mostrou a diferenciação do processo patológico em função do desenvolvimento de processos neurodegenerativos. Um aumento de 2-3 vezes no nível de DHEA no soro sanguíneo antes e depois da oxidação indicou a presença de SPT nos doentes. Alterações inalteradas ou ligeiras na quantidade de DHEA-s antes e depois da oxidação no soro sanguíneo dos doentes indicam a presença de AD nos doentes. Também realizámos testes clínicos do biomarcador que estudámos, a sua utilização em combinação com as escalas Khachinsky 6D e os métodos MMSE, CDR e GDS para facilitar a procura de patologia neurodegenerativa em doentes que caem na "zona cinzenta" da escala (4-7 pontos).) juntamente com o qOllab mostrou a eficácia do diagnóstico diferencial da doença.

Assim, com base nos estudos realizados, ficou provado que a detecção de sulfato de desidroepiandrosterona (DHEA-s) no soro sanguíneo dos pacientes é altamente eficaz para diagnóstico precoce, identificação de grupos de risco e monitorização da eficácia da terapia na AD. e na isquemia cerebral crónica.

Assim, os estudos conduzidos foram realizados para testar a eficácia da utilização de um importante biomarcador (sulfato de desidroepiandrosterona (DHEA-s)) para o diagnóstico precoce da AD e da isquemia cerebral crónica, o controlo da eficácia da terapia e a identificação dos grupos de risco, bem como a determinação do diagnóstico adequado deste composto, depois mostrou níveis discriminatórios de encaminhar o paciente para o grupo de risco para o desenvolvimento da patologia neurodegenerativa.

Com base nos estudos realizados, foi provada a alta eficiência do método de diagnóstico contendo sulfato de desidroepiandrosterona (DHEA-s) no soro sanguíneo do paciente para diagnóstico precoce, identificação de grupos de risco e monitorização da eficácia da terapia na AD e na isquemia cerebral crónica.

Os resultados do tratamento de pacientes com demência do tipo Alzheimer foram citados na avaliação do tratamento da deficiência cognitiva em pacientes com doença de Alzheimer.

Após estratificação inicial, os pacientes foram aleatorizados para receber o cloridrato memantino antagonista NMDA e a idebenona nootropica como coadjuvante do tratamento de base. A terapia básica foi recebida por 40 pacientes com BA dos grupos 1 e 2 (15 com alterações cognitivas moderadas, 25 com alterações cognitivas moderadas). A duração da terapia variou de 3 a 6 meses. A dose inicial de cloridrato de memantina era de 5 mg uma vez por dia. A cada 7 dias a dose é aumentada em 5 mg, a dose terapêutica é de 20 mg / dia, tomando 2 vezes 10 mg, de manhã e à tarde. Dosagem e administração Idebenone é tomada por via oral sob a forma de cápsulas de 60 mg 2 vezes por dia após as refeições, a última dose é de até 17 horas. O efeito terapêutico foi avaliado 3 vezes durante o curso da terapia (dia 0 de terapia, após 3 meses e após 6 meses). Para avaliar a eficácia da terapia, foram utilizados os seguintes testes neuropsicológicos: ADAS-sog, MMSE, CDR, Reisberg q. Foram prescritos como terapia padrão (n=22) fármacos vasoativos e metabólicos.

A coorte de pacientes que receberam cloridrato memantino com idebenona consistiu em 40 pacientes (16 homens, 24 mulheres) com formas pré-senílicas (14 pessoas) e senílicas (26 pessoas) de AD. A idade dos doentes é de 51 a 86 anos.

O grupo de tratamento era dominado por pacientes com 65 anos de idade no início da terapia: apenas 6 pacientes tinham menos de 65 anos de idade. A idade média dos pacientes nos grupos examinados era de 71,6±8,2 anos. A idade média dos doentes no início dos primeiros sintomas de AD era 67,3 ± 7,7 anos (47 a 80 anos), e a idade média no início da demência leve era 69,3 ± 7,8 anos (de 50 a 81 anos).

A dinâmica do indicador médio do total do grupo na escala MMSE indicou uma melhoria das funções cognitivas ao longo do curso da terapia (Fig. 6). A pontuação média do grupo na escala MMSE no início da terapia era de 21,1 ± 2,0 pontos. Em comparação com as pontuações do pré-tratamento, a melhoria na pontuação média total foi estatisticamente significativa tanto no 3º mês de terapia como no final da terapia, tendo o aumento mais rápido das pontuações nesta escala sido observado durante os primeiros 3 meses de tratamento. foi registado por mês. No final do curso de tratamento, a maioria destes indicadores continuou a aumentar, embora não tão seriamente como na primeira metade do curso de tratamento.

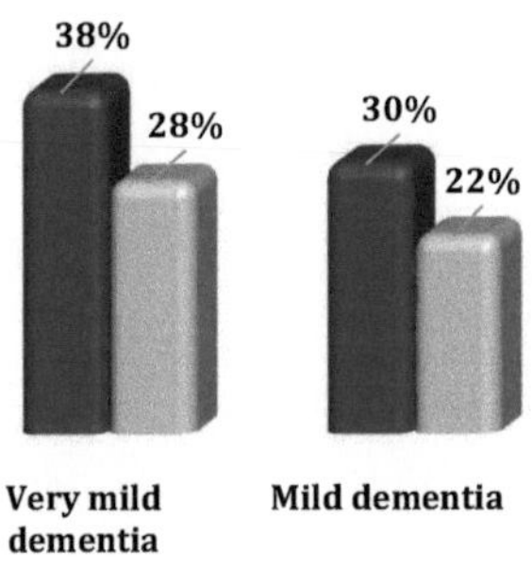

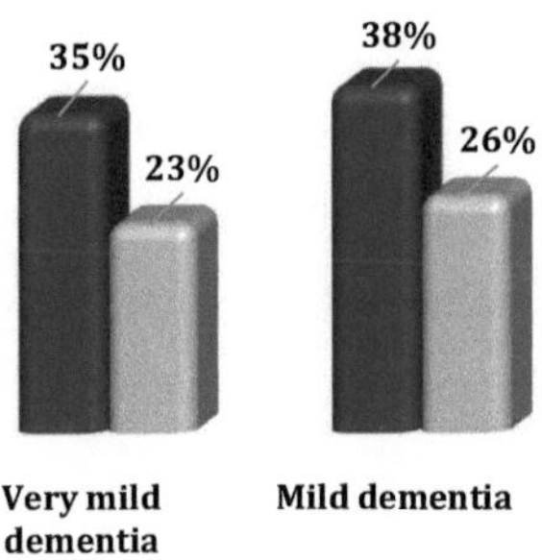

Figura 6. Avaliação dos resultados do tratamento de doentes de acordo com a escala MMSE.

A análise da eficácia da terapia na escala ADAS-cog confirmou os resultados obtidos na avaliação das funções cognitivas na escala MMSE (Fig. 7). Na escala ADAS-cog, a pontuação cumulativa do grupo, indicando uma deficiência cognitiva, melhorou ao longo de todo o estudo. A diferença em relação à linha de base atingiu um nível estatisticamente significativo aos 3 meses de terapia e manteve-se estatisticamente significativa aos 6 meses de tratamento. No 3º mês de tratamento, a capacidade de memorizar e completar perguntas de controlo, acções em várias fases, lugar, tempo, auto-direcção melhorada, dificuldades na escolha de palavras em liberdade de expressão diminuíram. No final do 6º mês de tratamento, todos os indicadores acima mencionados permaneceram estatisticamente significantes. Além disso, a capacidade de descrever objectos e dedos da mão direita, assim como a capacidade de copiar formas geométricas, também atingiu valores estatisticamente significativos. O aumento mais rápido do efeito terapêutico também foi observado na primeira metade do curso do tratamento.

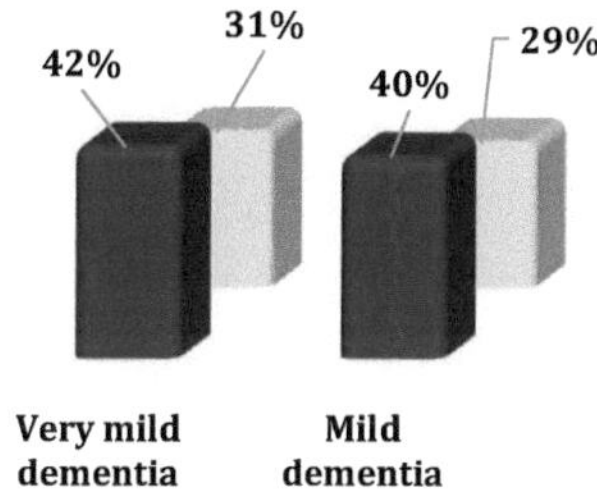

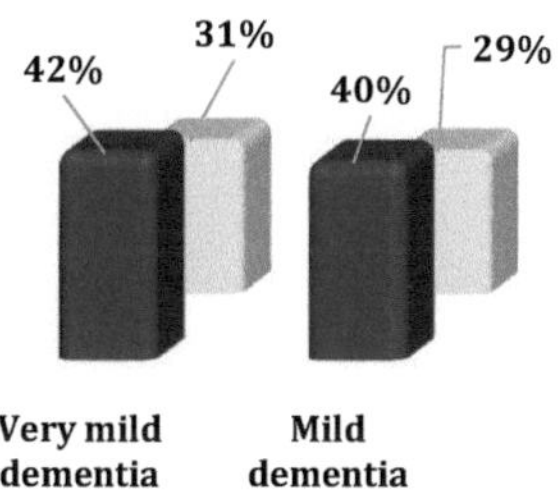

Figura 7. Avaliação dos resultados do tratamento de pacientes de acordo com a escala ADAS-cog.

No final do 3º mês de terapia, em 73% dos casos, ao avaliar a eficácia da terapia na escala do CDR, houve uma melhoria do estado clínico geral de vários graus (Fig. 8). A melhoria foi caracterizada como moderada em 34,2%

dos casos e mínima em 42,1% dos casos. No final do 6º mês de tratamento, o índice de melhoria, expresso em graus variáveis, permaneceu ao nível de entrada no final do 3º mês de terapia - 76,3%. Mas a taxa média de melhoria aumentou (até 36,8%), e em 10,5% dos casos foi alcançada uma melhoria pronunciada. No final do 3º mês de tratamento, os pacientes tiveram uma melhoria mínima em 1 caso (2,6%), e no 6º mês de tratamento, uma melhoria mínima em 1 caso (2,6%) e uma melhoria moderada em 2 casos (5,3%). .

Grupo 1

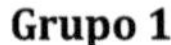

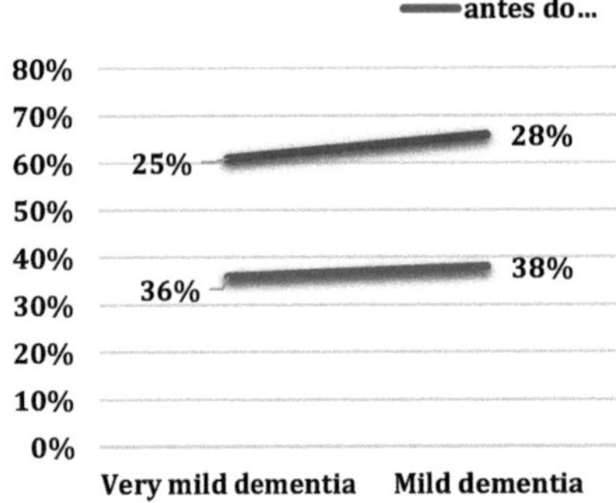

Grupo 2

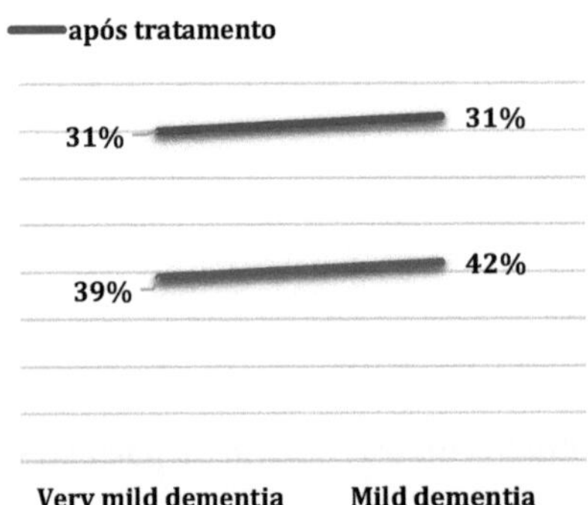

Figura 8. Avaliação dos resultados do tratamento de pacientes de acordo com a escala do CDR.

O acumulado da deficiência cognitiva na escala de Reisberg melhorou para um nível estatisticamente significativo até ao 3º mês de tratamento e permaneceu no nível incluído no 6º mês de terapia (Fig. 9). Até ao 3º mês de terapia, o nível de capacidade de usar o telefone, fazer vendas, cozinhar alimentos, participar nas tarefas domésticas, e tomar medicação no momento definido melhorou significativamente. No final do curso, para além de melhorar as funções demonstradas, o desempenho em aptidões como lavar roupa e utilizar transportes públicos também melhorou para um nível convincente.

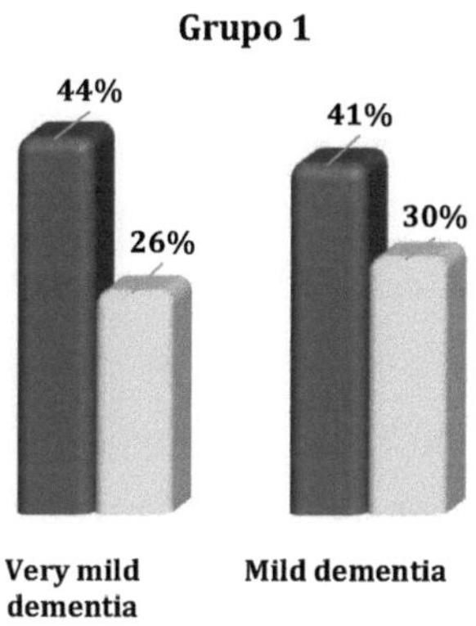

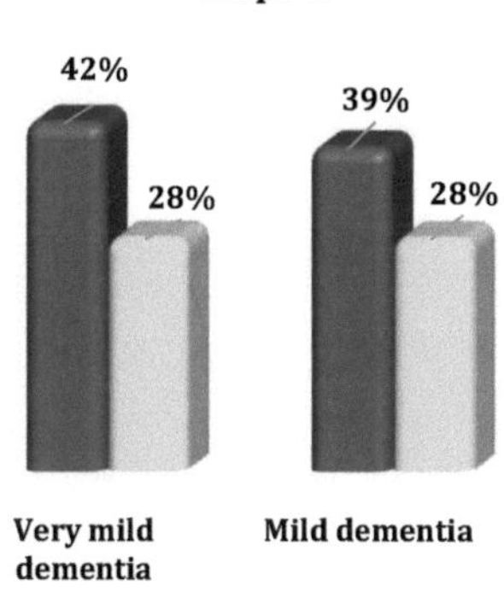

Figura 9. Avaliação dos resultados do tratamento de pacientes de acordo com a escala de Reisberg.

Assim, os resultados da terapia complexa de 6 meses de hidrocloreto de memantina (na dose de 20 mg/dia) com idebenona em doentes com demência leve a moderada de BA mostraram a eficácia e segurança indubitável desta terapia medicamentosa em BA.

Durante a terapia, os pacientes melhoraram tanto a condição clínica geral como os componentes da função cognitiva e comportamental.

A taxa de melhoria do estado geral dos pacientes aumentou com um aumento da duração da terapia - de 78,3% após 3 meses de terapia para 80,6% no final de 6 meses de terapia. O tratamento com estes medicamentos no momento e local de indução, atenção e contagem, recuperação da intervenção e discurso repetido (de acordo com a escala MMSE), recordação de perguntas sobre testes, recordação e recordação de acções multicomponentes, discurso múltiplo, discurso arbitrário, nomeação de objectos e dedos, bem como a possibilidade de imitações de figuras geométricas levaram a melhorias estatísticas.

CONCLUSÕES

Ao examinar pacientes com doença de Alzheimer e demência vascular, hipoamnésia ou amnésia (100%), apraxia (83,3%), alexia (75%), agnosia (78%) e agrafia (80%) foram observados em todos os grupos e apresentavam graves deficiências cognitivas. Os sintomas neurológicos focais foram mais pronunciados em doentes do grupo III do que em doentes dos grupos I e II ($p<0,05$).

O estado das funções cognitivas de acordo com escalas neuropsicológicas especiais (escala de Khachinsky, MMSE, Reisberg (GDS), CDR) entre pacientes dos grupos I e II não mostrou uma diferença estatisticamente significativa ($p<0,01$), vasos. Foi encontrada uma diferença estatisticamente significativa ao comparar os parâmetros dos pacientes com IMC com demência ($p<0,05$).

Atrofia difusa do córtex cerebral, hidrocefalia externa e interna (indicando a presença de atrofia cerebral) foram observadas em todos os pacientes com AD na RM do cérebro, em 50% dos pacientes (AD tipo senil 33%, AD tipo presenil 17%) foram detectadas alterações focais ou difusas da matéria branca nos núcleos do hipotálamo. Quase todos os pacientes com demência vascular têm alterações difusas na matéria branca (leucoareose) e um aumento nos ventrículos laterais e hilo, a presença de muitos focos isquémicos lacunares na matéria branca dos hemisférios cerebrais.

Os resultados do estudo do soro sanguíneo de DHEA antes e depois da oxidação com um catalisador mostraram um ligeiro aumento do nível de DHEA ou a sua ausência no 1º e 2º grupos, enquanto no 3º grupo e controlo, o nível de DHEA foi significativamente aumentado. As alterações na quantidade de DHEA como resultado da oxidação do soro sanguíneo por catiões (Fe^{2+}) coincidiram com uma diminuição das funções cognitivas dos doentes. O novo método de diagnóstico por nós recomendado mostrou uma melhoria no diagnóstico comparativo da AD.

Um método de diagnóstico abrangente, que consiste em testes clínicos neurológicos, neuropsicológicos, de neuroimagem e de imunoensaio enzimático, permitiu estabelecer a causa das demências de várias origens, o que permitiu diagnosticá-las a tempo e aplicar medidas terapêuticas.

Na demência senil do tipo Alzheimer, em comparação com a forma pré-niliana, o volume recomendado de terapia especial foi prescrito várias vezes mais, uma vez que o défice cognitivo se formou neles a um nível profundo, e a melhoria das características cognitivas foi confirmada por métodos de exame neuropsicológico. ($p<0.05$). Assim, foram recomendados aos doentes com PTAD 30 mg de coenzima Q10-idebenona (quantidade terapêutica eficaz até 300 mg) a 60 mg de manhã durante 3 meses, cloridrato memantino 10 mg (quantidade terapêutica eficaz até 80 mg). mg) de acordo com o esquema até 30 mg durante 6 meses. Em doentes com STAD, coenzima Q10-idebenona 30 mg, até 120 mg durante 6 meses, cloridrato memantino 10 mg a 60 mg até 1 ano, cloridrato donepezil 10 mg, até 20 mg à tarde até 1 ano. 1 ano foi prescrito nos esquemas. Na demência vascular, são recomendados princípios padrão de tratamento sintomático.

LISTA DE ABREVIATURAS

AChE - acetylcholinesterase

AD - Alzheimer's disease

ADI - Alzheimer's Disease International

ADNI - Alzheimer's Disease Neuroimaging Initiative

ADRDA - Alzheimer's disease and related disorders

APP - amyloid precursor protein

CCI - chronic cerebral ischemia

CDR – Clinical Dementia Rating

CNS - central nervous system

CSF - cerebrospinal fluid

CT - computed tomography

DE - dyscirculatory encephalopathy

DHEA-s - dehydroepiandrosterone sulfate

DNA is deoxyribonucleic acid

DWM - deep white substance.

ECG - electrocardiogram

EEG – electroencephalography

GDS - Global Wear Scale

HIV - human immunodeficiency virus

ICD-10 - 10th revised international classification of diseases.

LDLP - low density lipoproteins

MCI - mild cognitive impairment

MMSE - Mini-mental State Examination

MRI - magnetic resonance imaging

NFT - neurofibrillary tangles

NGF - nerve growth factor

NINCDS - National Institute of Neurological and Communication Disorders and Stroke

OD - optical density

PTAD - presenile type of Alzheimer's disease

PVWM - periventricular white matter

SC - semioval center

SP - senile plaques

STAD is the senile type of Alzheimer's disease.

T1WI - T1 weighted images

T2UT - T2 weighted images

TMB - 3,3',5,5' - tetramethylbenzidine

VD - vascular dementia

WHO - World Health Organization

LISTA DE LINKS USADOS

1. Ananyeva N.I., Kruglov L.S., Zalutskaya N.M., Semenova N.V. Diagnóstico exaustivo da demência. - São Petersburgo, 2007. - 40 p.

2. Arshavsky Yu.I. O papel dos mecanismos auto-imunes na iniciação da doença de Alzheimer // Imunologia. - M., 2011 . No. 4. - S. 216-223.

3. Balashov A.M. Anti-inflamatórios não esteróides no tratamento da doença de Alzheimer // Journal of Neurology and Psychiatry. - M., 2005 . No. 9. - S. 71-77.

4. Balunov O.A., Lukina L.V. Diagnóstico diferencial de demência e distúrbios afectivos na prática hospitalar e ambulatorial por um neurologista. - São Petersburgo, 2012. - 36 p.

5. Bondarenko V.M. , Ryabichenko E.V. O papel da infecção não específica no desenvolvimento da patologia inflamatória aguda e crónica do sistema nervoso. // Epidemiologia e doenças infecciosas. - M., 2011 . No. 4. - S. 8 - 14. 7

6. Burbaeva G.Sh. , Boshka I.S., Tereshkina E.B. Eu sou médico . O papel do decarboxilase glutamato no desenvolvimento da doença de Alzheimer // Journal of Neurology and Psychiatry. - M., 2014 . No. 4. - S. 68-72.

7. Gavrilova S.I. Doença de Alzheimer (demência) Tipo Alzheimer). - M., 2001. - S. 9-80.

8. Gavrilova S.I. doença de Alzheimer: ideias modernas sobre diagnóstico i terapia // revista médica russa, etc. - M., 2000. No. 2. - S. 45-47.

9. Gavrilova S.I., Kolykhalov I.V., Korovaitseva G.I. Sou um médico genótipo AroE e a eficácia da terapia neurotrófica e colinérgica na

doença de Alzheimer // Journal of Neurology and Psychology . 4 . - S. 27-33.

10. Gekht A.B., Sorokina I.B., Gudkova A.A., Khamurzova M.M. Depressão em doentes com acidente vascular cerebral: conceitos modernos de patogénese, diagnóstico e tratamento // Saúde mental. - M., 2010 . No. 6 . - S. 62-67.

11. Doença de Damulin I.V. Alzheimer i demência vascular. - M., 2002. - 86s.

12. Doença de Damulin I.V. Alzheimer: problemas e perspectivas. - M., 2003. - 20 p.

13. Damulin I.V. Mecanismos básicos de neuroplasticidade e ix significado clínico // Journal of Neurology and Psychology. - M., 2009 . No. 4. -S. 4-8.

14. Damulin I.V., Zakharov V.V., Yakhno N.N. Cognitive Impairment: Diagnóstico diferencial e métodos de tratamento. - M., 2000. - 44s.

15. Damulin I.V., Yakhno N.N. Doenças degenerativas e distúrbios cognitivos perturbam . - M.: Medicina, 2001. - S. 176-195.

16. Emelin A.Yu. Doenças cognitivas em doenças cerebrovasculares : Dis ... Dr. Honey. science - St. Petersburg , 2010. - 413 p.

17. Zakharov V.V. Deficiência cognitiva relacionada com a idade. - M., 2004. - 12s.

18. Zakharov V.V., Stepkina D.A. fábrica progressão do risco de doenças cognitivas na doença de Parkinson // Resumos da conferência científico-prática com participação internacional "Perturbações cognitivas no envelhecimento". - Kyiv, 2007. - S. 67.

19. Zakharov V.V., Yakhno N.N. Perturbações cognitivas na idade idosa e senil. - M., 2005. - 71s.

20. Zakharov V.V., Síndrome de Yakhno N.N. moderadaix deficiência cognitiva nos idosos: diagnóstico e tratamento // Russo. Mel. Diário . - M., 2004. No. 10. - S. 9-12.

21. Zakharov V.V., Yakhno N.N. Perturbações da memória. - M.: Geotar Med., 2003. - S. 110 - 111.

22. Kukharsky M.S. Efeito dos derivados gama-carbolina na progressão da proteinopatia em modelos transgénicos da doença de Alzheimer : Resumo da tese .... doces. Mel. ciência - M., 2013. - 24 p.

23. Lazebnik L.B. Prática geriatria. - M.: Anacharsis , 2003. - 485s.

24. Levin O.S. Diagnóstico e tratamento da demência na prática clínica. - M.: MEDpress-inform , 2012. - S. 88-94.

25. Lokshina A.B. Prevalência e tratamento do desenvolvimento cognitivo não dementex e envelhecimento // Consiliummedicum . - M., 2008. No. 10. - S. 76-80 .

26. Lokshina A.B., Zakharov V.V. Lungs i moderate cognitive disorders in discirculatory encephalopathy // Revista neurológica. - M., 2006. No. 11. - pp. 57-64.

27. Luria A.R. Melhoria da função de nivelamento. - M.: Projecto académico, 2000. - S. 357-383.

28. Luria A.R. Neuropsicologia básica. - M.: Academia, 2002. - 381s.

29. Lyashenko A.P. Citocinas e base molecular de doenças da idade senil // Gerontologia Clínica. - M., 2003. No. 9 (3). - S. 4554-4557 .

30. Mirziyoev Sh.M. "Sobre medidas para o desenvolvimento de cuidados médicos especializados para a população da República do Uzbequistão para 2017-2021" // Decreto do Presidente da República do Uzbequistão. Mirziyoyeva datado de 20 de Junho de 2017.

31. Murashko N.K., Zalesnaya Yu.D., Lipko V.G. Critérios para avaliar a deficiência cognitiva após acidente vascular cerebral // International Medical Journal. - M., 2012. N.º 3. - S. 13-20.

32. Mkhitaryan E.L., Preobrazhenskaya K.S. disease Alzheimer 's disease and cerebrovascular diseases // Neurological journal. - M., 2006. No. 11 . - S. 31-37.

33. Ogibalova T.Yu. Características neuropsicológicas e clínicas da demência precoce na doença de Alzheimer // Ural Medical Journal. - Ural, 2007 . N.º 4. - S. 27-29.

34. Odinak M.M., Emelin A.Yu., Lobzin V.Yu. Possibilidades modernas de neuroimagem e diagnóstico diferencial de perturbações cognitivas // Neurologia, neuropsiquiatria , psicossomática. - M., 2012. No. 2. - S. 51–55 .

35. Pankova G.V. Violação de leucócitos sistémicos. Leucocitose, leucopenia, reacções leucémicas. Leucemia. Alterações da patogénese na leucopenia e na leucemia. - Volgograd, 2011. - 17s.

36. Parfenov V.A., Starchina Yu.A. Perturbações cognitivas e tratamento em doentes com hipertensão arterial // Russian Medical Journal. - M., 2007. No. 15(2). - pp . 117–121 .

37. Pa Shmarin I.P. Fisiologia patológica e bioquímica. - M.: Exame, 2005. - 480 p.

38. Preobrazhenskaya I.S. Perturbações cognitivas pós-acidente vascular cerebral: causas, clínica, tratamento // Farmateka . - M., 2013. N.º 9. - S. 49-54 .

39. Rakhimbaeva G.S., Talybov D.S. O valor da determinação do sulfato de desidroepiandrosterona no diagnóstico de uma forma precoce da doença de Alzheimer // Neurologia. - Tashkent, 2013. N.º 2. - S. 98

40. Rakhimbaeva G.S., Talybov D.S. Aspectos clínicos e laboratoriais da demência do tipo Alzheimer // Med. Jur. uzb . - Tashkent, 2015. No. 4. - S. 14-17.

41. Rakhimbaeva G.S., Talybov D.S. Características do diagnóstico comparativo e terapia da demência mista (Alzheimer -vascular) // Journal of Bull . Assoc. médico uzbeque. - Tashkent, 2014. No. 4. - S. 11-14.

42. Rakhimbaeva G.S., Talybov D.S., Musaeva Yu.A. O estado da hemodinâmica cerebral e das funções cognitivas na demência vascular // Neurologia. - Tashkent, 2011. N.º 4. - S. 105.

43. Sluchevskaya S.F. Modelando a incidência e prevalência de demência e ix consequências médicas, sociais e económicas em São Petersburgo para o período até 2043 // RPZh. - M., 2007 . No. 4. - S. 37-40.

44. Sukhanov A.V., Shakhtshneider E.V., Kulikov I.V., Voevoda M.I. Associação de polimorfismo do gene da apoproteína E e doença de Alzheimer na região da Sibéria Ocidental // Genética médica. - M., 2011 . No. 5 . - S. 45-51.

45. Taganovich A.D., Oletsky E.I., Kotovich I.L. Bioquímica Patológica . - M.: BINÓMIO, 2013. - 448s .

46. Tiganov A.S., Kopeiko G.I., Bryusov O.S., Klyushnik T.P. New in research on the pathogenesis and therapy of endogenous depression // Journal of Neurology and Psychiatry. - M., 2012 . No. 11 . - S. 65-72.

47. Uspenskaya O.V. , Zakharov V. Base patogénica e neuroquímica para o desenvolvimento da doença de Alzheimer //Vrach. - M., 2010 . No. 4. - S. 72-74.

48. Charvey A. Cognitive evocou o potencial P 300 em doentes com perturbações cognitivas leves e moderadas na encefalopatia dis . . dis . açúcar Mel. ciência - M. , 2006. - 143 p.

49. Cherdak M.A., Parfenov V.A. Perturbações cognitivas em doentes com AVC isquémico: uma revisão // Revista neurológica. - M., 2011. No. 16(6). - pp . 37–44 .

50. Shabalin G.S. As principais regularidades da oldenia do corpo humano // Cuidados de saúde da Federação Russa. - M., 2009 . No. 2 . - S. 13-18.

51. Shadrina I.V., Mamin G.V., Pugachev A.N. Demência e doença de Alzheimer . - Chelyabinsk, 2013. - 40 p.

52. Shakhparonova N.V., Kadykov A.S. Terapia neuroprotectora e reabilitação de doentes com distúrbios cognitivos pós-choque e prevenção da demência em doenças vasculares crónicas // Doenças nervosas. - M., 2011. N.º 1. - S. 23-26 .

53. Yauzina N.A., Komleva Yu.K., Salmina A.B. Sou médico Epidemiologia da doença de Alzheimer // Revista neurológica. - M., 2012 . No. 5 . - S. 32-37.

54. Yakhno N.N., Zakharov V.V., Lokshina A.B. Demência: um guia para os médicos. - M.: MEDpress-inform , 2011. - 272 p.

55. Exactly N.N., Zakharov V.V., Lokshina A.B. Syndrome moderatex cognitive disorders in districtory encephalopathy// Journal nevrol . Eu sou psiquiatra II. - M., 2005. - No. 2. - S. 13-17.

56. Exactamente N.N., Lavrov A.Yu. Alterações no sistema nervoso central com o envelhecimento. - M. , 2001. - S. 242-261.

57. Exactamente N.N., doença de Preobrazhenskaya I.S. Alzheimer: patogénese, clínica, tratamento // Russo. Revista Honey. - M., 2002. No. 10. - S. 1143-1146.

58. Albert M.S., DeKosky S.T., Dixon D. Diagnóstico de uma deficiência cognitiva leve causada pela doença de Alzheimer: recomendações do Instituto Nacional sobre o Envelhecimento e dos grupos de trabalho da Associação Alzheimer sobre directrizes de diagnóstico da

doença de Alzheimer // Alzheimer . Insano. - 2011. - Edição . 7(3). – S. 270–279.

59. Alexander G.E., Chen K., Merkley T.L. et al . Rede Regional de Ressonância Magnética de Matéria Cinza Volume em Envelhecimento Saudável // Neuroreport . - 2006. - S. 12 - 18.

60. Alexander G.E., Chen K., Pietrini P., Rapoport S.I., Reiman E.M. Longitudinal PET assessment of reduced cerebral metabolism in dementia: a potential outcome in Alzheimer's disease treatment trials // Am . J. Psiquiatria . - 2002. - Questão . 159. - S. 738 - 745.

61. Alzheimer A. Uber eigenartige Krankheitsfalle des spaten Alters // Zeitschrift fur die gesamete Psychiatrie und Neurologie. - 1911. - Edição . 4. - S. 356 - 385.

62. Alzheimer A. Uber eine eigenartige Erkrankung der Hirnrinde // Allg. Zeich . Psiquiatra . - 1907. - Edição . 64. pp . 146-148 .

63. Factos e números sobre a doença de Alzheimer. - EUA, 2011. - S. 23 - 26.

64. Factos e números sobre a doença de Alzheimer. - EUA, 2015. - P.36 - 39.

65. Factos e números sobre a doença de Alzheimer. - EUA, 2016. - S. 32 - 33.

66. Arvanitakis Z., Wilson R.S., Bienias J.L. , Evans D.A., Bennett D.A. Diabetes Mellitus e Risco de Alzheimer e Declínio Cognitivo // Arquivo de neurologia. - 2004. - Edição . 61. - S. 661 - 666.

67. Avaliação da Deficiência Cognitiva em Pacientes Idosos: Um Breve Guia para Médicos de Cuidados Primários. - Institutos Nacionais de Saúde, 2014. - S. 35 - 38.

68. Bang J., Spina S., Miller B.L. Demência Frontotemporal // Lancet . - 2015. - Edição . 386(10004). - S. 1672 - 1682.

69. Bartzokis G. Cummrrgs JL, Sufizer D. et al. Integridade Estrutural da Matéria Branca em Pacientes Idosos Saudáveis e Alzheimer : A Study magnetic ressonance tomography // Arch. Neurol . - 2003. - Edição . 3(60). - S. 393 - 398.

70. Be la Monte S.M. Insulin resistance and Alzheimer's disease // BMB reports . -2009. - Volume. 42(8). - S. 475-481.

71. Ben Halima S., Mishra S., Raja K.M. Inibição específica de β - secretase processing of amyloid precursor protein in Alzheimer's disease // Cell . Rep . - 2016. - Edição . 14(9). - S. 2127 - 2141.

72. Bickel H. Dementia syndrome and Alzheimer's disease: assessment of incidence and annual incidence in Germany // Gesundheitswesen . - 2000. - Edição . 62. - S. 211 - 218.

73. Bigler E.D., Kerr B., Viktoroff J. et al . Lesões de matéria branca, ressonância magnética quantitativa e demência // Alzheimer Dis . Assoc. Mess . - 2002. - Edição . 3 (16). - S. 161 - 170.

74. Blendon RJ, Benson JM, Wikler EM, Weldon KJ, Georges J., Baumgart M. , Kallmyer BA experimentam a comunicação com um membro das famílias com doença Alzheimer sobre as percepções desta doença em cinco países // Int . Diss . J. Alzheimer. - 2012. - Edição . 90. - S. 36 - 45.

75. Blennow K., Hampel H. CSF marcadores para as fases primárias da doença de Alzheimer // Lancet Neurol. - 2003. - Edição . 2. - S. 605 - 613.

76. Blennow K., Vanmechelen E., Hampel H. General tau protein CSF, Abeta42 e phosphorylated tau protein How biomarkers disease Alzheimer // Mol. Neurobiol . - 2001. - Edição . 24. - S. 87 - 97.

77. Bradford A., Kunik M.E., Schultz P., Williams S.P., Singh H. Falta e atraso no diagnóstico da demência nos cuidados de saúde primários: prevalência e factores concomitantes // Alzheimer Dis . Assoc. Mess . - 2009. - Edição . 23(4). - S. 306 - 314.

78. Brigo F. , Turri G. , Tinazzi M. 123 I - FP - CIT SPECT no diagnóstico diferencial entre demência com corpos Lewy e outras demências // J . Neurol . científico - 2015. - Edição . 359(1-2). - S. 161 - 171.

79. Memória Buckner R.L. e função executiva no envelhecimento e AD: múltiplos factores causando declínio e factores de reserva compensando // Neuron. - 2004. - Edição . 44. - S. 195 - 208.

80. Burger K., Otto M., Teipel S.J. Dissociação entre o líquido cerebrospinal total tau e o tau fosforilado 331 em Creutzfeldt - doença de Jakob. // Envelhecimento do Neurobiol. - 2006. - Edição . 27. - P. 10 - 15.

81. Bunon EJ, Kenny RA, O'Brien J et al. A hipertensão de matéria branca está associada a perturbações da memória, da atenção e da actividade cognitiva geral em doentes idosos com AVC // AVC. - 2004. - Edição . 6(35). - R 1270 - 1275.

82. Butterfield D.A., Galvan V., Lange M.B. et al. Stress oxidativo in vivo no cérebro de ratos transgénicos com doença de Alzheimer: a necessidade de metionina 35 no amilóide β -peptide APP // Free Radic . biol. Mel. - 2009. - S. 82 - 88.

83. Cacace R. , Slegers K. , Van Broeckhoven C. Um novo olhar sobre a genética molecular da doença de Alzheimer precoce // Alzheimer 's dementia . - 2016. - Edição . 16. - S. 79 - 80.

84. Campos S., Rocha N.B., Vieira R.T. Tratamento da deficiência cognitiva na doença de Alzheimer: uma revisão psicofarmacológica. // Psiquiatra. Danúbio . - 2016. - Questão . 28(1). - S. 2 - 12.

85. Carrilo MC, Thies W., Bain LJ Doença de influência global Alzheimer // Adv. Biol . Psiquiatria . Basileia . - Karger , 2012. - Vol . 28. - S. 1 - 14.

86. Chang K.I., Wang W., Wu J.J. , Liu L., Theodoratou E., Car J. et al. Epidemiologia da doença de Alzheimer e outras formas de demência

na China, 1990-2010: uma revisão e análise sistemática // Lancet . - 2013. - Edição . 381(9882). - S. 2016 - 2023.

87. Chantley F, Azzug S, Mahgun S. Diabetes mellitus in the elderly // Indian J. Endocrinol . Metab . - 2015. - Edição . 19(6). - S. 744 - 752.

88. Chetelat G. , Barão JC Diagnóstico precoce da doença de Alzheimer: a contribuição da neuroimagem estrutural // Neuroimagem . - 2003. - Questão . 18. - S. 525 - 541.

89. Chetelat G. , Desgranges V. , De La Sayette V. , Viader F. , Eustache F. , Baron JC Mapping gray matter loss using voxel morphometry in mild cognitive impairment // Neuroreport . - 2002. - Edição . 13. - S. 1939 - 1943.

90. Chibnik L.B., Yu.L., Eaton M.L., Srivastava G., Schneider J.A. , Kellis M., Bennett D.A., De Jager P.L. Loci da doença de Alzheimer: associações epigenéticas e interacção com factores genéticos // Ann. wedge. Tradução Neurol . - 2015. - Edição . 2(6). - S. 636 - 647.

91. Hodosh J., Petitti D.B., Elliott M., Hayes R.D., Crooks V.K., Reuben D.B., Galen Buckwalter J., Wenger N. Reconhecimento clínico da deficiência cognitiva: avaliação da necessidade de melhoria // J. Am . Geriatrice . social - 2004. - Edição . 52(7). - S. 1051 - 1059.

92. Choi J., Malakowsky CA, Talent JM, Conrad CC, Gracy RW Identificação plasma de proteínas oxidadas na doença de Alzheimer // Biochem . Biofísicos . Res . comunas . - 2002. - Edição . 293(5). - S.1566-1570.

93. Cordell C.B., Borson S., Bustani M., Hodosh J., Reuben D., Verghese J., Thies W., Fried L.B. Medicare Cognitive Impairment Working Group . Alzheimer's Association Guidelines for Prompt Identification of Cognitive Impairment During the Annual Medicare Medical Visit in Primary Health Care. Doença de Alzheimer. - 2013. - Edição . 9(2). - S. 141 - 150.

94. Cornutiu G. Escala epidemiológica da doença de Alzheimer // J . Clínica . Mel . Res. - 2015. - Edição . 7(9). - S. 657 - 666.

95. Craig-Shapiro R., Kuhn M., Xiong S. et al. Painel de imunoensaio Multiplex identifica novos biomarcadores do LCR para o diagnóstico e prognóstico da doença de Alzheimer // P . los . Um . - 2011. - Edição . 6. - S. 18850 - 18855.

96. de la Monte S.M. Insulin resistance and brain deficiency as therapeutic targets in Alzheimer's disease // Curr . Alzheimer Res. - 2012. - Edição . 9. - S. 35 - 66.

97. de Oliveira F.F., Peavy G.A., Chen E.S., Smith M.C., Bertolucci P.H. Factores de risco para alterações cognitivas e funcionais no prazo de um ano em pacientes com demência de Alzheimer de São Paulo, Brasil. // J. Neirol . scient . - 2015. - Questão . 359(1-2). - S. 127 - 132.

98. De Struper B., Curran E. Fase celular da doença de Alzheimer // Célula. - 2016. - Edição . 164(4). - S. 603 - 615.

99. Del - Aguila JL , Koboldt DC , Black K. , Chasse R. , Norton J. , Wilson RK , Cruchaga C. Doença de Alzheimer: variantes raras com grandes efeitos // Moeda . Opinião de Gene. Dev. - 2015. - Edição . 33. - S. 49 - 55.

100. Diaz MC , Rosales RL Relatório de discinesia após remendo de rivastigmina 13.3 mg/24 hours para a doença de Alzheimer: perspectiva sobre o espectro das perturbações do movimento após a utilização de inibidores da colinesterase // Medicina (Baltimore). - 2015. - Edição . 94(34). - S. 1364 - 1370.

101. Dotson V.M., Baidun M.A., Zonderman A.B. Sintomas depressivos recorrentes e incidência de demência e ligeira deficiência cognitiva // Neurologia. - 2010. - Questão . 75. - S. 27 - 34.

102. Dreyfus D.M., Rowe S.M., Morris J.K. A tarefa da memória autobiográfica na avaliação da demência // Arch . Neurol . - 2010. - Volume 67(7). - S. 862 - 866.

103. Dubois B. , Hampel H. , Feldman HH Preclinical Alzheimer: definição, curso natural e critérios diagnósticos // Alzheimer 's dementia . - 2016. - Questão . 12(3). - S. 292 - 323.

104. Ertekin-Taner N. Genetics of Alzheimer's disease in the era before and after GWAS // Alzheimer 's Res . ter. - 2010. - Edição . 2. - P. 3 - 7.

105. Fischer P, Jungwirth S, Zehetmeier S, et al . Conversão de subtipos de deficiência cognitiva ligeira em demência na doença de Alzheimer // Neurologia. - 2007. - Edição . 68. - S. 288 - 291.

106. Fitzpatrick A.L., Kuller L.H., Lopez O.L., Cavas C.H., Jagust V. Sobrevivência após o início da demência: Doença de Alzheimer e demência vascular // J . Neurol . científico - 2005. - Edição . 229-230. - S. 43 - 49.

107. freude S. , Schilbach K. , Schubert M. O papel do receptor IGF -1 e da sinalização do receptor de insulina na patogénese da doença de Alzheimer: dos organismos modelo às doenças humanas // Curr . Alzheimer Res. - 2009. - Edição . 6. - De 213 - 223.

108. Frisoni G.B., Padovani A., Valund L.O. Diagnóstico da predemência na doença de Alzheimer // Alzheimer Dis . Assoc. Mess . - 2004. - Edição . 18. - S. 51 - 53.

109. Frisoni GB, Testa C., Zorzan A. et al. Detecção de perda de matéria cinzenta na doença de Alzheimer ligeira usando morfometria voxel // J . Neurol . Neurocirurgião . Psiquiatria . - 2002. - Edição . 73. - S. 657 - 664.

110. Ganguly M., Dodge H.H., Shen S., Pandav R.S., DeKosky S.T. Doença de Alzheimer e mortalidade: um estudo epidemiológico de 15 anos // Arch. Neurol . - 2005. - Edição . 62. - S. 779 - 784.

111. Gauthier S., Reisberg V. , Zaudig M. et al . Mild cognitive impairment // The Lancet. - 2006. - Edição . 367. - S. 1262 - 1270.

112. Ghiso J. , Frangione b . Amiloidose e doença de Alzheimer // Adv . Professor de drogas - 2002. - Edição . 54. - S. 1539 - 1551.

113. Gladman JR , Conroy SP , Ranhoff A. H. Gordon AL Novos horizontes na implementação e investigação da avaliação geriátrica integrada: conhecimento, acção e lacuna de conhecimento // Age Age Age Age Aging . - 2016. - Edição . 45(2). - S. 194 - 200.

114. Vidro CK, Saijo K., Winner B. et al. Mecanismos subjacentes à inflamação na neurodegeneração // Kletka. - 2010. - Edição . 140(6). - S. 918 - 934.

115. Gomazkov O.A. Moléculas de sinalização cerebral e factores epigenéticos em perturbações neurodegenerativas e mentais // J . Nevrol . Psiquiatra . - 2015. - Edição . 115(10). - S. 102 - 110.

116. Goncharov N.P., Katsia G.V. Neurosteroid desidroepiandrosterona e função cerebral // Fiziol. Humano . - 2013. - Edição . 39(6). - S. 120 - 128.

117. Grau J. Do descuido ocular às doenças neurológicas // Perito. Olho . R ez . - 2015. - Edição . 15. - S. 30064 - 30066.

118. Gulland A. Em 2030, o número de pessoas com demência atingirá 65,7 milhões, diz o relatório // Br . Mel. Zh. - 2012. - Edição . 344. - S. 2604.

119. Hachinski V. , Oveisgaran S. , Shankle WR Atrial Fibrillation e Hachinski Ischemic Score Response // Arch Neurol . - 2012. - Edição . 69(8). - S. 1084 - 1085.

120. Hampel H. , Burger K. , Teipel S.J. , Bokde AL , Zetterberg H. , Blennow K. Biomarcadores básicos neuroquímicos e de imagem da doença de Alzheimer // Alzheimer 's dementia . - 2008. - Edição . 4. - S. 38 - 48.

121. Hampel H., Frank R., Broich K. et al. Biomarkers of Alzheimer's Disease: Academic, Industry and Regulatory Perspectives // Nature Reviews Drug Discovery . - 2010. - Edição . 9(7). - S. 560 - 574.

122. Hampel H. , Goernitz A. , Buerger K. Avanços no desenvolvimento de biomarcadores da doença de Alzheimer : da proteína tau total e proteína A -beta (1 -42) cerebrospinal fluid proteins to phosphorylated tau protein // Brain Res Bull . - 2003. - Edição . 61. - S. 243 - 253.

123. Hampel H., Teipel SJ, Fuchsberger T. , et al. Significância da beta-amilóide 1-42 e tau no LCR como preditores da doença de Alzheimer em doentes com ligeira deficiência cognitiva // Mol. Psiquiatria . - 2004. - Questão . 9. - S. 705 - 710.

124. Hansson O, Zetterberg H, Buchhav P. Associação entre biomarcadores do líquido cerebrospinal e a doença de Alzheimer inicial em doentes com ligeira deficiência cognitiva: um estudo de acompanhamento // Lancet Neurol . - 2006. - Edição . 5(3). - S. 228-234.

125. Hardas S, Sultana R, Clark A. Modificação oxidativa do ácido lipóico por HNE no cérebro de Alzheimer // Redox biol . - 2013. - Edição . 1(1). - S. 80-85.

126. Hirono N, Kitagaki H, Kazui H, Hashimoto M, Mori E. Efeito das alterações da matéria branca sobre as manifestações clínicas da doença de Alzheimer: um estudo quantitativo. //doença de Alzheimer. 2000. - 31. - 2182 - 2188.

127. Holmberg V. Johnels V. , Blennow K. Líquido Cerebrospinal Abeta 42 é reduzido na atrofia de múltiplos sistemas mas normal na doença de Parkinson e na paralisia supranuclear progressiva. // Mov . Mess . 2003. - 18. - 186-190.

128. Hung WC , Hsieh MH Neutropenia associada ao uso simultâneo de quetiapina e valproato em 2 doentes idosos // J . Clínica . Psicofarmac . - 2012. - Edição . 32(3). - S. 416-417.

129. Isobe K, Murata T, Sato K, Terayama Y. Elevação da homocisteína total no líquido cerebrospinal em doentes com doença de Alzheimer e doença de Parkinson // Ciências da Vida. - 2005. - Edição . 77. - S. 1836-1843.

130. Jack S., Weigand S.D., Shiung M.M. e outros. A taxa de atrofia é acelerada em amnésicos com ligeira deficiência cognitiva // Neurologia. - 2008. - Edição . 70(19). - S. 1740–1752.

131. Jack S.R. Abordagens de imagem estrutural na doença de Alzheimer // Diagnóstico precoce da doença de Alzheimer. - New Jersey, Humana , 2000. - S. 102-108.

132. Jack S.R., Albert M.S., Knopman D.S. Introdução às recomendações dos grupos de trabalho do National Institute of Aging - Alzheimer's Association for diagnostic guidelines for Alzheimer's disease // Alzheimer . insano. - 2011. - Edição . 7(3). - S. 257-262.

133. Janoutov a J ., S er ý O . , Hosak L. , Janout V. é um ligeiro défice cognitivo precursor do Alzheimer b ShortReview // Cent . Euro . J. Cuidados de saúde pública . - 2015. - Edição . 23(4). – S. 365–367.

134. Ellinger K.A., Stadelmann S.Kh. O mistério da morte celular nas doenças neurodegenerativas // J . Neural . Transmissão . D op . - 2000. - Edição . 60. - P. 21–36.

135. Kanagaratnam L, Drame M, Trenke T. Reacções adversas a medicamentos em doentes idosos com deficiência cognitiva: uma revisão sistemática // Maturitas . - 2016. - Questão . 85. – P. 56–63.

136. Cann O. A hipótese da energia interneuron : implicações para as doenças cerebrais. // Neurobiol . Dis . - 2015. - Edição . 0969–9961(15). – S. 30025–30035.

137. Kantarei K., Jack CR, Xu YC et al. Diminuição cognitiva ligeira e doença de Alzheimer: difusão regional de água // Radiologia. - 2001. - Edição . 219. - S. 101-107.

138. Killiani R.J. , Hyman B.T., Gomez- Isla T. et al. Parâmetros de ressonância magnética do córtex entorhinal e hipocampo em AD // Neurologia pré-clínica. - 2002. - Edição . 58.– S. 1188–1196.

139. Krenz A.J. , Viljoen A., Sinclair A. Insulin resistance: a risk marker for disease and disability in the elderly // Diabetes. Mel . - 2013. - Edição . 30(5). – S. 535–548.

140. Kvetnoy I., Hernandez-Vago G., Khavinson V. et al. A expressão da proteína tau nos linfócitos do sangue humano é um marcador promissor e uma amostra adequada para o diagnóstico in vivo da doença de Alzheimer // Cartas de Neuroendocrinologia . - 2008. - Edição . 21. - S. 313-318.

141. Langbaum JB, Chen K, Caselli RJ Hipometabolismo em regiões do cérebro de Alzheimer em hispânicos cognitivamente saudáveis portadores da apolipoproteína E epsilon 4 alelo // Arco . Neurol . - 2010. - Edição . 67. - S. 462 - 468.

142. Larier S., Letenner L., Orgogozo J. M. et al . Frequência e resultado de uma ligeira deficiência cognitiva numa coorte populacional em perspectiva. Neurologia. -2002. - Volume. 59. - S. 1594-1599.

143. Levin M.E., Lou A.T., Bennett D.A., Horvath S. A idade epigenética no córtex pré-frontal está associada a placas neuróticas, carga amilóide, e ao funcionamento cognitivo associado à doença de Alzheimer // Envelhecimento (Albany , State New York). - 2015. - Edição . 7(12). - S. 1198-1211.

144. Levchuk P., Kornhuber J. , Vanderstichele H. et al . Quantificação multiplex dos biomarcadores da demência no líquido

cefalorraquidiano de pacientes com demência precoce e MCI: um estudo multicêntrico // Neurobiol Aging . - 2007. - A partir de 36-41.

145. Linhas L.M., Wiener J.M. Diferenças raciais e étnicas na doença de Alzheimer: uma revisão da literatura // US Department of Health and Human Services. - 2014. - De 42-48.

146. Loppönen M., Raihja I., Isoaho R., Wahlberg T., Kivelya S.L. Diagnóstico da deficiência cognitiva e demência nos cuidados de saúde primários - é necessária uma abordagem mais pró-activa // Envelhecimento por Idade. - 2003. - Edição . 32(6). – S. 606–612.

147. Lewis K.A., Barker V.V., Levenshtein D.A. et al . Conversão para demência entre dois grupos com deficiência cognitiva. Relatório Preliminar // Dement . Geriatra . Poznan . Messe . - 2004. - Edição . 18. - S. 307-313.

148. Martin P. et al. World Alzheimer Report 2015. - Grã-Bretanha, 2015. - P. 20–34.

149. Matsui T. , Nemoto M., Maruyama M. et al. Homocysteine Plasma e o risco de concomitante enfarte cerebral silencioso na doença de Alzheimer // Neurodegener Dis . - 2005. - Edição . 2. - S. 299-304.

150. Makhann G.M., Knopman D.S., Chertkov H. Diagnosis of dementia due to Alzheimer's disease: recommendations of the working groups of the National Institute on Aging and the Alzheimer's Association on diagnostic guidelines for Alzheimer's disease // Alzheimer . insane. - 2011. - Edição . 7(3). – S. 263–269.

151. Medvedeva A., Kizer D., Meindl T. et al . Conectividade funcional em doentes com estágios iniciais da doença de Alzheimer, MCI e indivíduos saudáveis, avaliados por RMN e EEG // Res. Noah . Forschung . - Munique . - 2008. - Vol . 4. - P. 15.

152. Mehta P.D., Pirttila T. , Patrik B.A., Barshatsky M., Mehta S.P. Níveis de proteína beta-amilóide 1-40 e 1-42 no correspondente líquido

cefalorraquidiano e plasma de pacientes com doença de Alzheimer // Neurosci Lett. - 2001. - Edição . 304. - S. 102-106.

153. Mendez- Sans R, de la Torre- Diez I, Lopez- Coronado M. Qual é o seu risco de desenvolver Alzheimer b Uma ferramenta telemática pode ajudá-lo a prever isto. // J Med Syst . - 2016. - Questão . 40(1). – P. 3.

154. Mitchell S.L. Prática clínica em demência grave // N . Inglês . J. Med. - 2015. - Edição . 372 (26). - S. 2533-2540.

155. Mitew S. , Kirkcaldie MT , Dickson TC , Vickers JC Sinapses alteradas e gliotransmissão num modelo de rato da doença de Alzheimer e AD // Neurobiol . Envelhecimento.- 2013.- Edição . 34(10).– S. 2341–2351.

156. Morris JK, Price AL Correlatos patológicos do envelhecimento sem demência, deficiência cognitiva leve e Alzheimer precoce // J Mol . Neurosci. -2001.-Vol. 17.- S. 101-118.

157. Mracsko E. , Liesz A. , Karcher S. , Zorn M. , Bari F. , Veltkamp R. Efeitos diferenciais do sistema nervoso simpático e do eixo hipotálamo-hipófise-adrenal nas células imunitárias sistémicas após grave AVC experimental // Cérebro. Confortável . Imune . - 2014. - Edição . 41. - S. 200-209.

158. Mafson E.J. , Ginzberg S.D., Ikonomovich M.D., DeKosky S.T. O cérebro humano basal colinérgico: quimioanatomia e disfunção neurológica // J . Quimioquímica . Neuroanat . - 2003. - Edição . 26. - S. 233-242.

159. Mafson E.J. , Ma S.Yu., Dills J. etc. Perda de imunoreactividade basal do cérebro P 75(NTR) em indivíduos com deficiência cognitiva ligeira e Alzheimer // J. So r r . Neurol . - 2002. - Edição . 443. - S. 136-153.

160. Mulnard R.A., Kotman K.V., Kavas S. et al. Estrogen replacement therapy for the treatment of mild to moderate Alzheimer's

disease: a randomized controlled trial // Journal of the American Medical Association. - 2000. - Edição . 283. - S. 1007-1015.

161. Nilsson K, Gustafson L, Haltberg B. A concentração de homocisteína plasmática está associada à gravidade mas não à duração da doença de Alzheimer // International Journal of Geriatric Psychiatry. - 2004. - T. 19. - S. 666–672.

162. Nordlund A, Rolstad S, Klang O. Resultados de dois anos de subtipos e etiologia do estudo do MCI em Gotemburgo // J . Neurol . Neurocirurgião . Psiquiatria . - 2010. - Edição . 81(5). – S. 541–546.

163. Noruzyan M. Alzheimer: um protótipo de declínio cognitivo, lições valiosas para a compreensão da cognição humana // Neurol . wedge . - 2016. - Questão . 34(1). – P. 69–131.

164. Otto M., Esselmann H., Schultz- Schaifer W. Diminuição do nível de beta-amilóide-42 no líquido cefalorraquidiano de pacientes com doença de Creutzfeldt-Jakob // Neurologia . - 2000. - Edição . 14. - S. 1099-1102.

165. Panegires P.K., Berry R., Burchell J. Screening for early dementia // Diagnosis (Basileia). - 2016. - Edição . 6(1). - P. E6-E11.

166. Paquet C. , Dumurgier J. , Hugon J. Níveis de kinases proapoptóticas no líquido cefalorraquidiano como potenciais biomarcadores do futuro na doença de Alzheimer // Front Neurol . - 2015. - Edição . 6. - S. 168-171.

167. Patterson S., Feitner J.W. , Garcia A., Hsiung G.Yu., McKnight S., Sadovnik A.D. Diagnóstico e tratamento da demência: avaliação de risco e prevenção primária da doença de Alzheimer // Cmaj . - 2008. - Edição . 178. - S. 548-556.

168. Petersen R.S., Doody R., Kurtz A. et al . Ideias modernas sobre a deficiência cognitiva ligeira // Arkh. Neurol . - 2001. - Edição . 58. - S. 1985-1992.

169. Petersen RC, Jack CR, Xu YC , etc. Memória e volumes do hipocampo de acordo com os dados da ressonância magnética no envelhecimento e AD // Neurologia. - 2000. - Edição . 54. - S. 581-587.

170. Petersen RS, Touchon J. Consenso sobre a deficiência cognitiva ligeira // Investigação e prática da doença de Alzheimer. - 2005. - Questão . 10. - S. 24-32.

171. Posner HB , Tang MX , Luchsinger J. , Lantigua R. , Stem Y., Mayeux R. Associação de hipertensão em idosos com AD , demência vascular e função cognitiva // Neurologia. - 2002. - Edição . 58. - S. 1175-1181.

172. Comunicado de imprensa sobre o inquérito internacional "Mês de Alzheimer e Consciência Cerebral". - EUA, 2014. - S. 39-42.

173. Rapp M.A., Rickmann N., Gutzmann H., Folstein M.F. Teste micropsíquico - um pequeno método de rastreio da demência // Nervenarzt . - 2002. - Edição . 73(9). - S. 839-844.

174. Reisberg B. Indicadores globais: utilidade na definição e medição da resposta ao tratamento da demência // Int . Psicogeriatra . - 2007. - Questão . 19(3). - S. 421-456.

175. Ringheim G.E., Conant K. Doenças neurodegenerativas e neuroimunes (doenças de Alzheimer e Parkinson, infecções virais) // J . Neuroimmunol.- 2004.- Vol.147 (1-2). – P. 43–49.

176. Richie K. Mild cognitive impairment: an epidemiological perspective // Dialogues Clinic . Neurologistas . - 2004. - Questão . 6. - S. 401-408.

177. Riverol M., Lopez O. Biomarkers in Alzheimer's disease // Front. Neurol . - 2011. - Edição . 2. - P. 46.

178. Sancheti H., Kanamori K., Ptil I. et al . Reversão da Deficiência Metabólica por Ácido Lipóide num Modelo Triplo de Rato Transgénico da

Doença de Alzheimer: 13C Estudo NMR // J . Cereb . Fluxo sanguíneo . M etab . - 2014. - T. 34 (2). - S. 288-296.

179. Sanz CM , Hanaire H. , Vellas BJ , Sinclair AJ , Andrieu S. Diabetes mellitus como modulador de perturbações funcionais e redução da doença de Alzheimer. Real coorte FR . // Diabetes.Med . - 2012. - Edição . 29(4). - S. 541-548.

180. Schmidt R., Schmidt H., Kapeller P. et al . Curso natural de hiperintensidade de matéria branca por ressonância magnética // J . Neurol . Sey . - 2002. - Edição . 15 - S. 253-257.

181. Schneider J.A. , Montin T.J. , Sperling R.A., Bennett D.A. Base neuropatológica da doença de Alzheimer e diagnóstico da doença de Alzheimer // Adv . biol. Psiquiatria . - 2012. - Questão . 28. – P. 49–70.

182. Auto-relatos de maior confusão ou perda de memória (ICML) e discussões com prestadores de cuidados de saúde entre adultos com 45 anos ou mais: 2012 Dados BRFSS de 21 estados // Centros de Controlo e Prevenção de Doenças. - 2015. - S. 54–62.

183. Shaw LM , Vanderstichele H ., Knapik Czajka M. Cerebrospinal fluid biomarker signature in subjects with neuroimaging initiative in Alzheimer's disease // Ann Neurol . - 2009. - Edição . 65(4). - S. 403-413.

184. Sherva R., Farrer L.A. Possibilidades e desvantagens de uma abordagem genómica - abordagem global ao estudo de associações para a identificação de genes responsáveis pela doença de Alzheimer // Moeda . Psiquiatria representativa . - 2011. - Questão . 13. - S. 138-146.

185. Shoji M. Biomarcadores da demência // Int . Diss . J. Alzheimer. - 2011 - Vol. 7 - S. 20-28.

186. Sinclair A.J. , Hillson R., Baier A.J. Diabetes the oath dementia in older people: a Best Clinical Exercise Statement from a multidisciplinary

National Expert Working Group // DiabetesMed . - 2014. - Edição . 31(9). - S. 1024-1031.

187. Sjogren M. , Davidsson P. , Tullberg M. Na doença de Alzheimer, tanto a tau total como a fosforilada aumentam // J . Neurol . Neurocirurgião . Psiquiatria . – 2001.–T. 70. - S. 624-630.

188. Sperling R.A., Aisen P.S., Beckett L.A. Para determinar as fases pré-clínicas da doença de Alzheimer: recomendações dos grupos de trabalho do Instituto Nacional do Envelhecimento - Associação Alzheimer para orientações de diagnóstico da doença de Alzheimer // Alzheimer . insano. - 2011. - Edição . 7(3). – S. 280–292.

189. Stella F., Radanovich M., Canineu P.R., de Paula V.J. , Medicamentos Forlenza O.V.: receitas actuais no exercício clínico o juramento de novos agentes em curso // Ter . Extra . Fármaco . Seguro . - 2015. - Edição . 6(4). – S. 151–165.

190. Stevens E. Glycemia prevê doenças cardiovasculares diabéticas fatais // Cuidados com a diabetes . - 2014. - Edição . 27. - S. 201-207.

191. Sultana R., Mecocchi P., Mangialashe F., Cecchetti R., Baglioni M., Butterfield D.A. Aumento dos danos oxidativos em proteínas e lípidos em mitocôndrias isoladas de linfócitos de doentes de Alzheimer: compreensão do papel do stress oxidativo no desenvolvimento da doença de Alzheimer e estudos iniciais de um potencial biomarcador desta doença demencial // J. Alzheimer 's Dis . - 2011. - Questão . 24(1). - S. 77-84.

192. Szigeti K. Novo genoma - métodos para elucidar as variações do número de cópias candidato (CNV) que contribuem para a hereditariedade da doença de Alzheimer // Os métodos dizem . biol. - 2015. - Questão . 1303. - S. 315-326.

193. Teipel SJ, Bayer W., Alexander GE, et al. Padrão regional de atrofia do hipocampo e corpus callosum na doença de Alzheimer dependendo da gravidade da demência: evidência de degeneração precoce

do neocórtex // Neurobiol . Envelhecimento . 2003. - Edição . 24. – P. 85–94.

194. Tambisetti M, Simmons A, Velayudhan L, et al. Clustering, a proteína de plasma amilóide, está associada à gravidade, patologia e progressão da doença de Alzheimer // Arco . Gene. Psiquiatria . - 2010. - Edição . 67(7). - S. 739-48.

195. Grupo de Trabalho da Sociedade Gerontológica da América sobre a Deficiência Cognitiva e Diagnóstico Precoce: Relatório e Recomendações - Sociedade Gerontológica da América. - 2015.

196. Tolibov D., Rakhimbaeva G. Novas abordagens ao diagnóstico da demência do tipo Alzheimer // Journal of biol. Mel . Ciência . - 2015. - Edição . 7. - S. 31-33.

197. Talybov D., Rakhimbaeva G. Significa determinação do sulfato de desidroepiandrosterona no diagnóstico das formas precoces da doença de Alzheimer // J. Neir . Sciences - 2013. - Questão . 333. - S. 304.

198. Werner P, Carniely -Miller O, Eidelman K. Conhecimento actual e direcções futuras na detecção da demência: uma revisão sistemática da primeira década do século XXI. A demência de Alzheimer . - 2013. - Questão . 9(2). – P. 74–88.

199. Wiltfang J., Esselmann H., Bibl M., et al. A proporção de peptídeos beta-amilóides 42/40, mas não Abeta 42, correlaciona-se com fosfo-Tau em pacientes com carga baixa e alta de LCR A beta 40 // J . Neuroquímica . - 2007. - Edição . 101. - S. 1053-1059.

200. Volkovits O.M., Reus V.I., Roberts E. Tratamento da depressão com desidroepiandrosterona // Biol. Psiquiatria . - 2007. - Edição . 41. - S. 311-318 .

201. Organização Mundial de Saúde e Alzheimer's International. - Demência: uma prioridade de saúde pública. - 2012.

202. Xing Y. , Jia JP , Ji XJ , Tian T. Polimorfismos do gene associado ao estrogénio e sua interacção durante a progressão da doença de Alzheimer // Prog . Neurobiol . - 2013. - Edição . 111. - S. 53-74.

203. Xu W., Tan L., Wang HF, Jiang T., Tan MS, Tan L., Zhao QF, Li JQ, Wang J., Yu JT Meta-análise factores de risco modificáveis Alzheimer // J Neurol . Neurocirurgião . Psiquiatria . - 2015. - Edição . 20. - S. 310548–310552.

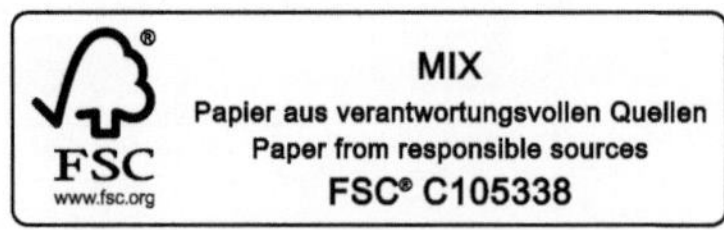

Printed by Books on Demand GmbH, Norderstedt / Germany